送给准妈准爸的备孕手册

主　编　马　堃

副主编

马林纳　陈燕霞　刘晓倩

全国百佳图书出版单位

中国中医药出版社

·北京·

图书在版编目（CIP）数据

送给准妈准爸的备孕手册 / 马堃主编 . —北京：
中国中医药出版社，2023.7
ISBN 978 – 7 – 5132 – 8157 – 7

Ⅰ . ①送… Ⅱ . ①马… Ⅲ . ①优生优育－手册
Ⅳ . ① R169.1–62

中国国家版本馆 CIP 数据核字（2023）第 087448 号

中国中医药出版社出版

北京经济技术开发区科创十三街 31 号院二区 8 号楼
邮政编码 100176
传真 010–64405721
河北品睿印刷有限公司印刷
各地新华书店经销

开本 710×1000 1/16 印张 11.25 字数 166 千字
2023 年 7 月第 1 版 2023 年 7 月第 1 次印刷
书号 ISBN 978 – 7 – 5132 – 8157 – 7

定价 78.00 元
网址 www.cptcm.com

服 务 热 线 010–64405510
购 书 热 线 010–89535836
维 权 打 假 010–64405753

微信服务号 zgzyycbs
微商城网址 https://kdt.im/LIdUGr
官 方 微 博 http://e.weibo.com/cptcm
天猫旗舰店网址 https://zgzyycbs.tmall.com

如有印装质量问题请与本社出版部联系（010–64405510）
版权专有 侵权必究

肖 序

马堃于 2009 年 11 月 8 日正式拜师成为我的学生，至今已十余载。她自 1985 年开始从事中医、中西医结合妇科生殖内分泌疾病的临床、科研、教学工作，如今已是岐黄学者、中医妇科学博士、中药学博士后、二级研究员，全国优秀中医临床人才、全国老中医药专家学术经验继承工作指导老师、首都名中医，为享受国务院政府特殊津贴的专家。

博学谦逊、认真细心是我对她最直观的感受。妇科大夫与别的科室相比，承担最大的压力是患者对子嗣的迫切期待，这反映在了寻医前的焦虑、诊治过程中的疑虑、孕期保胎中的忧虑，但马堃都能很耐心地为她们一一排忧解疑，在治疗患者身体疾病的同时也疗愈了她们的心疾。这种态度也润物细无声地影响着师门里的每一个人。中医药学是中华民族的传统瑰宝，中医优生优育的思想源远流长。早在三千年前古人就提出了"娶妻不娶同姓""男女同姓，其生不蕃"的优生择偶观点；先秦时期《周易》中就将人类关于生殖、生育观和天、地、自然结合起来，认为天地、风雷、水火、山泽等大环境直接影响到人类生育，形成了"天人合一"的整体观；《黄帝内经》中认为，父母元气充足有利于胎儿的健康发育生长，提出了父母身体和秉性对后代的影响等观点。她在跟师期间勤学好问、不骄不躁，认真学习体会我的学术思想、辨证特点、临床经验、用药风格，是我精心培养的徒弟。如今的她已在前人的基础上形成了以中西医结合、辨证与辨病优势互补的独特诊治方法，以"异病同治""以证统病"为指导的诊治思维模式，重视气血，尤重理血，益气养阴、化瘀止血以调经，补肾为主兼以活血，调经种子的系统学术体系。

时光转瞬，秋风送爽，马堃如今也已桃李芬芳。她告诉我，中医讲求"未病先防，既病防变"，我们作为传承精华、守正创新的中医药工作者，有责任和义务传播、宣传科学的生育知识。这也是她带领自己的团队成员建立中华中医药学会名医名家科普工作室的目的。她立志为中医、中西医结合妇科学及生殖医学的科普事业做出自己的贡献，坚持做一位仁心仁术的中医人。因为优生优育不仅是关乎每个家庭的家事，更是关系中华民族繁衍昌盛的国事。加强科普工作创新，推动健康知识普及，提高全民健康素养，规范全民健康行为，让正确的科普知识融入百姓生活，消除亚健康，做好健康管理，培育预防疾病的新健康模式，提高生命质量，是当代每一位妇科医生的使命。

孩子的出生对于每位母亲、父亲乃至每个家庭都是难以忘却的美好经历。本书基于作者马堃多年临床经验观察，站在备孕男女切身需求的角度成书，将西医学与中医药传统理论进行结合，提高了备孕男女对优生优育的认知，为当下生育领域中备孕男女所关注的热点和所遇到的难点进行详细解释，解决了备孕男女关于备孕、怀孕待产及产后的疑惑，帮助他们顺利通过这一至关重要的生命历程，迎接新生命、新希望的到来。对于提高男女备孕幸福感、成功率，促进母婴健康具有重要作用，是一本颇具实践指导作用的备孕好书。

荷承悦

2022 年秋于北京

张 序

　　人口问题是关系中华民族长远发展的战略问题。党的十八大以来，以习近平同志为核心的党中央高度重视人口问题，根据我国人口发展变化新形势，为积极应对人口出生率下降的新挑战，《中共中央 国务院关于优化生育政策促进人口长期均衡发展的决定》出台一系列鼓励生育的重大决策和举措，积极创建生育友好型社会，受到人民群众一致欢迎。

　　生个健康聪明的宝宝，是每个家庭的期盼。帮助群众实现优生优育的愿望，是全社会的共同责任。做好科普工作，把科学知识教给群众，是落实国家政策、保障群众需求的重要而有效的途径。当下，有生育意愿的青年男女在备孕过程中仍然面临不少困惑，盼望得到指导。比如，不少人并不知道孕前如何调理、孕中如何防护、产后如何保养等。虽然这些困惑在就医时可以得到医生的专业解答，但是由于各地医疗资源不平衡、个人经济收入存在差距，导致很多备孕男女一直处于难以求助的状态，如何才能满足他们的知识需求呢？同时，随着经济社会的快速发展，工业化进程加快，生育年龄不断推迟，生活、工作环境的改变，职业紧张度增加，男女的生育能力也面临严峻挑战。世界卫生组织将不孕症列为仅次于肿瘤和心脑血管病的第三大疾病，如何才能帮到这些不孕不育的育龄男女呢？专业知识在医务工作者眼中习以为常，但是一般人群却很难辨别"医疗常识"的真伪，难免鱼龙混杂被误导，如何把准确的科学的知识教给群众呢？要解决好这些问题，就需要提高科普质量，需要权威专家发声，让科普成为"治未病"的"上医"，满足群众优生优育知识的需求，助力"三孩儿"生育政策落地实施，助力中华民族兴旺发达！

　　中国中医科学院岐黄学者马堃教授从事不孕不育研究数十载，采用中西医结合、辨证与辨病优势互补的诊治方法，秉承怀仁心、行仁术，为广大不孕不育患者带来了福音。马堃教授的科研成果还曾获得"全国妇幼健康科技奖一等奖"。

马堃教授主编的这本科普读物《送给准妈准爸的备孕手册》，是她多年临床心得的精华。全书共有七章，内容涵盖男女备孕指导，包括孕前体检、孕中防护、产后调理和用药安全等。全书将专业的医学知识化繁为简、中西融合、通俗易懂，为备孕男女提供了科学实用的备孕指导，让备孕男女通过此书受益、受惠，做到了贴近、贴心、贴切，可以说是一次"权威专家说科普"的成功实践，也是落实中共中央办公厅、国务院办公厅印发的《关于新时代进一步加强科学技术普及工作的意见》的快速行动。

希望本书的出版能够得到育龄男女的喜爱，为优生优育科普工作注入新的活力，为保护中华民族生育力、为国家繁荣昌盛做出新的贡献！

是为序。

张世琨

2022 年 9 月 16 日

目　录

第三章 不孕不育的原因

第七章　不良妊娠

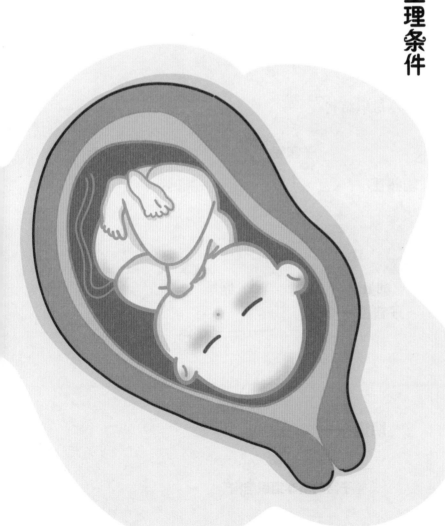

第一章　新生命诞生的基本生理条件

第一节 备孕妈妈的身体准备

　　组织结构是功能的基础，生殖系统功能正常是怀孕的基础。对于备孕妈妈而言，认识自己的身体组织结构，了解与孕育相关的生殖器官是十分有必要的。女性生殖器官可分为内生殖器和外生殖器。内生殖器包括阴道、子宫、输卵管及卵巢。外生殖器指生殖器的外露部分，又称外阴，包括阴阜、大阴唇、小阴唇、阴蒂、前庭尿道口、阴道口等。其中，与孕育关系最为密切的是内生殖器。

一　基本组织结构

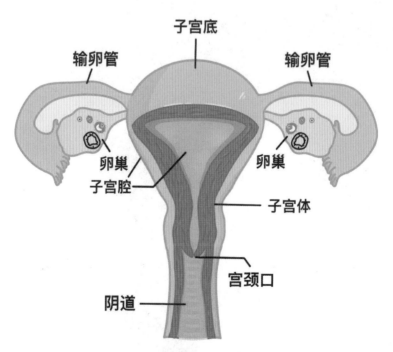

子宫的基本组织结构

在我们国家，早在元代就有关于女性内生殖器解剖的记载，《济阴纲目》曰："阴阳交媾，胎孕乃凝，所藏之处，名曰子宫，一系在下，上有两歧，中分为二，形如合钵，一达于左，一达于右。"意思就是，男女交合是怀孕的前提条件，怀孕之后胎儿是藏在母体子宫内发育的。子宫长什么样呢？子宫形态就像一个倒置的梨，上大下小，上面有两个角、左右各发出一个管（相当于西医学的输卵管），下面还有一个分支（相当于西医学的子宫颈）。虽然对其认识还比较粗糙，但十分生动有趣。这也说明对于备孕妈妈来说，了解自己的内生殖器是十分有意义的。

阴道

阴道是由黏膜、肌层和外膜三层结构组成的肌性管道，具有良好的伸展性，上端包绕子宫颈，下端开口于阴道前庭。阴道上端围绕子宫颈的部分称为阴道穹隆。它是男女性交器官，也是经血排出和胎儿自母体娩出的通道。

子宫

子宫是女性独有的脏器，中医又称女子胞、子脏、子处、血室等，顾名思义，其与女子怀孕、月经具有重要的关系。子宫具有三层结构，即黏膜层、肌层和浆膜层，位于盆腔中央，处于膀胱和直肠之间，下接阴道，其形状呈倒置扁梨形，成年女性子宫长 7～8 厘米，宽 4～5 厘米，厚 2～3 厘米。子宫上部较宽处称为子宫体，其上端隆起部位称子宫底，子宫底两侧为子宫角，与输卵管相通。子宫周围四对韧带，包括子宫阔韧带、子宫圆韧带、子宫主韧带和子宫骶韧带，对子宫的位置起到重要的固定作用。正常成年未孕女性子宫多呈前倾前屈位。

输卵管

输卵管是卵子和精子相遇的场所以及向宫腔运送受精卵的管道，左右各一条，细长而弯曲，其长度为 8～14 厘米，其内侧与子宫角连通，外侧端呈游离状，形似漏斗，与卵巢接近，起到拾卵的作用。输卵管同样也是有三层结构，其内层黏膜上皮有纤毛细胞，这些纤毛具有摆动的功能。输卵管具有极其复杂而精细的生理功能，对拾卵、精子获能、卵子受精、受精卵输送及早期胚胎的生存和发育起着重要的作用。

卵巢

卵巢是女性的生殖腺，左右各一个，呈灰白色扁平椭圆形。与阴道、子宫和输卵管不同，卵巢为实质性器官，分为浅层的皮质和深层的髓质。能产生和排出卵细胞，以及分泌性激素。卵巢一般在每一月经周期排出一个卵细胞，卵巢的形状、大小与年龄密切相关，成年女性卵巢约 4 厘米 ×3 厘米 ×1 厘米，绝经后卵巢开始逐渐萎缩变小、变硬。

二　月经的产生

了解了女性基本的解剖结构，那么大家就有疑惑，月经是怎么产生的呢？为什么能每月固定来一次呢？想要知道这些，首先得明确月经到底是什么。

月经是指伴随卵巢周期性变化而发生的子宫内膜周期性脱落及出血。规律月经的建立是生殖功能成熟的重要标志之一。第一次来月经叫月经初潮，年龄多在 13 ～ 15 岁，但也有早在 11 岁、迟至 16 岁月经初潮，这与营养、遗传、体质、地区等因素有关。若初潮年龄过早或过晚，可能存在某些问题，需要及时引起重视。

明代李时珍发现，"月有盈亏，潮有朝夕，月事一月一行，与之相符，故谓之月水、月信、月经"。很明显可以看出，与月亮圆缺、海水潮起潮落一样，正常月经是具有周期性的。这里需要弄清楚两个概念，即月经周期和经期。临床上存在这种情况，看病时医生问患者的月经周期是多少天时，经常有人把其与经期弄混。出血第一天为月经周期的开始，两次月经第一天的间隔时间称为一个月经周期，一般为 28 ～ 35 天，平均 28 天。而经期是指每次月经的持续时间，即月经几天能干净，正常为 3 ～ 7 天，多数为 4 ～ 5 天。备孕妈妈很重要一件事就是记录自己的月经周期，这对于之后监测排卵和指导同房有着重要的作用。此外，还存在一些特殊情况的月经，虽然其不是每月来潮 1 次，也属于正常月经。如月经都是两个月一至，称为"并月"（"并"就是两个的意思）；3 个月一至，称为"居经"或"季经"（每 3 个月一行经）；1 年一行，称为"避年"。古籍中还有记载一种更为特殊的情况，即终身不行经而能受孕的，称为"暗经"。还有受孕之初，按月行经而对胎儿没有损害的，称为"激经""盛胎""垢胎"。

在对月经的基本知识有了一定的了解之后，备孕妈妈应该进一步了解月经是如何产生的。子宫有三层组织结构，从内向外分别为子宫内膜层、肌层和浆膜层，子宫内膜从形态上可以分为功能层和基底层。子宫内膜的功能层是胚胎植入的部位，受卵巢激素变化的调节，具有周期性增殖、分泌和脱落的变化特征。基底层在月经后再生并修复子宫内膜创伤面，重新形成子宫内膜功能层。

在组织学上，将月经周期分为增殖期、分泌期和月经期。增殖期与卵泡期相对应，在雌激素的作用下，内膜表面上皮、腺体、血管呈增殖性变化；分泌期与黄体期相对应，在黄体分泌的孕激素、雌激素的作用下使内膜进一步增厚，腺体弯曲、增大，此时内膜厚且松软，有利于受精卵的着床；月经期由于雌、孕激素的撤退，导致子宫内膜功能层从基底层崩解脱落，脱落的内膜碎片及血液一起从阴道流出，即月经来潮。我们可以把子宫内膜类比为土壤，表面较为疏松的为功能层，深层较为致密的为基底层。

月经周期受到下丘脑 – 垂体 – 卵巢轴（HPO）的调控，还与甲状腺、肾上腺、胰腺等相关，其变化过程是十分复杂的。中医学认为，月经是女子发育成熟后，肾气、天癸、冲任、胞宫相互调节，相互作用而产生的生理现象。《黄帝内经》曰："女子七岁，肾气盛，齿更发长；二七而天癸至，任脉通，太冲脉盛，月事以时下，故有子……"这里所提到的

"天癸"是指肾精肾气充盛到一定程度时，体内出现的具有促进人体生长、发育和生殖的一种精微物质。中医将其总结为"肾－天癸－冲任－胞宫生殖轴"，与西医学"下丘脑－垂体－卵巢轴"功能相似。在日常生活中，我们常常听到人们提起五脏，那五脏究竟包括哪些？与月经又有什么关系呢？中医中的五脏包括心、肝、脾、肺、肾，其中与月经关系最为密切属肾、肝、脾三脏。

送给准妈准爸的备孕手册

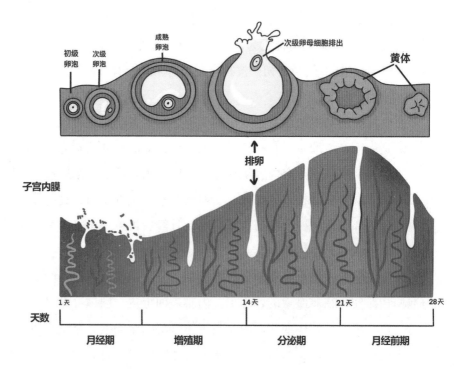

理论上卵泡发育及排出过程

肾藏精，主生殖。月经的产生过程中肾起主导作用，很多人好奇"精"是何种物质？通俗地说，"精"就是人体最重要、最精华的物质，"夫精者，身之本也"，它是组成人体的根本。中医妇科专著——《傅青主女科》谓，"经本于肾""经水出诸肾"，由此可以看出，肾对于月经调节起着至关重要的作用。

肝藏血，主疏泄，喜条达，恶抑郁。我们可以把它的作用想象成树木枝干，不断向外伸展、舒张。中医学认为，肝具有储藏血液、调节血量的作用，因此，对于月经周期、经期及经量具有重要的影响。

　　脾胃为后天之本，气血生化之源。简单来说，人出生后其生长发育是由先、后天因素决定的，先天不足的人可以通过后天的调养以达到正常水平。其中，脾胃的作用最为重要，中医学认为，脾胃对食物进行消化吸收是产生气血的主要途径，而且脾具有固摄血液的作用，即让血在脉管内流动不溢于脉外，溢于脉外就是所谓出血或瘀血。

　卵子的成熟及排出

　　人体是由数以百计的细胞构成的。从生育角度出发，这些细胞可以分为体细胞和生殖细胞两大类。体细胞就是组成人体皮肤、肌肉、骨骼等器官的细胞。生殖细胞又称性细胞，男性的为精细胞，又称精子（在下节中我们将具体论述）；女性的为卵细胞，又名卵子。

　　备孕妈妈在这里要注意一下，平时我们进行彩超检查时，所看到的是卵泡，而不是卵子，这两者是有很大区别的。在胚胎 6 ～ 8 周时，原始生殖细胞不断分裂、增殖，称为卵原细胞，约 60 万个。胚胎 16 ～ 20 周时生殖细胞数目达到高峰，共 600 万～ 700 万个。胎儿时期，卵泡开始不断闭锁，简单来讲就是不断萎缩、消失，其具体机制十分复杂，至今人们还在不断研究。出生时剩下约 200 万个，至青春期约 30 万个。也就是说在怀孕的早期，我们还在妈妈肚子里时，我们的生殖细胞就开始生长了，而且其数目是惊人的，但在出生以后多数卵泡都退化了。生育期每月发育一批（3 ～ 11 个）卵泡，经过一系列复杂过程，一般只有一个优势卵泡可以完全成熟，并排出卵子。女性一生中一般只有 400 ～ 500 个卵泡发育成熟并排卵，这个数目相对前面那些数据而言，数量是很少的。

　　成熟卵泡是指直径达到 18 ～ 23 毫米的窦状卵泡，即排卵前卵泡。排卵是在一系列神经、激素调节作用下发生的，就规律月经而言，排卵多发生在下次月经来潮前 14 天左右。卵子排出后，经输卵管的拾卵、蠕动和运输将其运输到子宫腔。一个卵子排出后约可存活 24 小时，在这 24 小时内等待着与精子相遇、结合，若由于多种原因不能与精子相遇，便在48～72小时后自然死亡。失去这次受精机会，就要等到下个月经周期，重复同样的过程。

左右两个卵巢轮流排出卵子，也可以由一侧卵巢持续排出。一般一月排出一个卵子，少数情况下同时排出两个或两个以上卵泡，就出现异卵双胞胎或多胞胎。排卵后卵泡周围细胞同组织发生一系列变化，形成黄体。如果卵泡受精，则黄体继续发育，若未受精，则约在排卵后

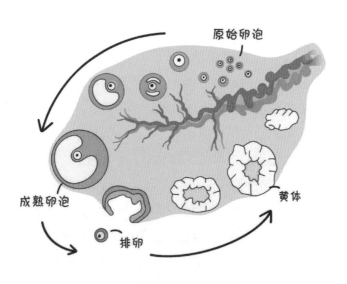

卵泡发育及排出

9～10天黄体开始萎缩、最后被吸收。黄体寿命一般为12～16天，平均14天。黄体衰退后月经来潮，卵巢中新的卵泡发育，开始新的周期。正常情况下，黄体的寿命是固定的，所以，对于正常月经，排卵大致是在下一个月经周期前14天左右。

西医学将月经周期分为卵泡期、排卵期和黄体期。中医学将其分为行经期、经后期、经间期（排卵期）和经前期。卵泡期对应行经期和经后期、排卵期对应经间期、黄体期对应经前期。经间期也称"氤氲之时"或"的候"。古人有云："凡妇人一月经行一度，必有一日氤氲之候……此的候也……顺而施之，则成胎也。"对备孕妈妈来说，认识排卵，抓准自己的排卵期，对于成功怀孕的重要性不言而喻。

送给准妈准爸的备孕手册

第二节 备育爸爸的身体准备

男性生殖系统的组织结构由内、外生殖器两部分组成。外生殖器包括阴茎和阴囊，内生殖器包括生殖腺（睾丸）、排精管道（附睾、输精管、射精管和尿道）以及附属腺体、精囊腺、前列腺体等。男性生殖器官到青春期时开始发育，成熟后即具有了生殖的功能。备孕对于一个家庭而言，需要夫妻双方共同的努力，备育爸爸了解一些基本知识也是很有必要的。

一　基本组织结构

阴茎是男性的外生殖器，主要功能是进行排尿、射精及性交。

阴囊位于阴茎根部下方，能够容纳和保护睾丸和附睾等重要组织。阴囊的皮肤薄且多皱襞，内含丰富的皮脂腺和大汗腺，具有较好的舒缩性。天气寒冷时阴囊收缩，温暖时阴囊松弛伸展、汗腺分泌增多，从而调节阴囊内温度、有利于睾丸生成精子。阴囊属于男性外生殖器，里面有重要的睾丸组织，布满神经，对外界刺激很敏感，所以要注意保护阴囊，不要受外力刺激。

睾丸位于阴囊左右两侧，呈椭圆形，主要功能是产生精子和分泌雄性激素。精子与卵子结合而受精，是繁衍后代的重要物质基础。雄激素则是维持男性第二性征的重要物质。

附睾紧贴睾丸的上端和后缘，主要功能是促进精子发育和成熟、贮藏和输送精子以及分泌附睾液。精子从睾丸产生，但缺乏活动能力，不具备生育能力，需要在附睾内继续发育。附睾液是附睾分泌的一种直接哺育精子成熟的液体，又称精液。

输精管具有很强的蠕动能力，主要作用是输送和排泄精子，形状为细长管道，左右各一条，每条约长 40 厘米。其一端与附睾相通，一端与精囊腺管汇合形成射精管，开口于尿道。

二　精子的产生及受精

精子是男性成熟的生殖细胞，形似蝌蚪，长约 60 微米，是人体最小的细胞。其由精原细胞发育而来，"诞生地"在睾丸的曲细精管（生精小管），这个过程称为精子形成，大约需要 10 周的时间达到成熟。另外，精子还要在附睾内停留 3 周左右进一步成熟，这时精子才具有活动力和受精能力。所以整个过程大约需要 90 天，这就是为什么使用药物治疗少精症和无精症，至少需要持续 3 个月，这个过程极其复杂，受到激素、基因等调控。一个正常成年男性每天可产生 0.7 亿～ 1.5 亿个精子。精子运动有两种最为常见，一是直接朝前运动；二是摆动，即原地打转。

我们所说的精液，是由睾丸产生的精子和前列腺、精囊腺、尿道球腺等分泌的液体混合物组成的，包括精子和精浆两部分。精浆里含有果糖和蛋白质等物质，能起到营养精子的作用，另外还含有前列腺素和一些酶，对精子具有保护作用。正常精液呈乳白色或淡黄色，具有高度黏稠性，呈胶冻状，正常离体 30 分钟内可完全自行液化呈流体状。精液呈弱碱性，pH 值为 7.2 ～ 7.8，一次射精的精液量为 2 ～ 6 毫升，每毫升精液中的精子数一般在 0.6 亿～ 2 亿个。1990 年世界卫生组织（World Health Organization, WHO）将人类精液检查每毫升 6600 万个精子、正常精子中有活动能力的精子占 60% 以上定为正常。随着社会经济发展、生活环境改变等多种原因，男性精子质量明显下降，2010 年世界卫生组织将人类精液检查每毫升精子数大于 1500 万、总精子数大于 3900 万定为正常。

由于女性阴道环境偏酸性，而精液偏碱性，虽然正常男性一次射精排出数以百万的精子，但大部分在女性生殖道中失活而死亡。一般来说，精子在阴道中寿命不超过 8 小时，仅有小部分精子脱险并继续前进。当

精子争先恐后到达子宫腔时，其数量只有射精量的1%～5%。这是为什么呢？因为精液中的精浆对精子具有保护作用，当精子进入子宫腔后就离开了精液，因此寿命大为缩短。闯过重重关卡，最终能够到达输卵管受精部位的精子也就所剩无几了。

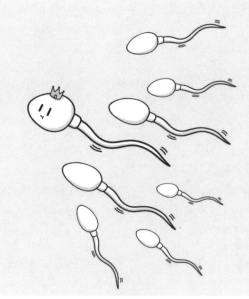

精子形似蝌蚪

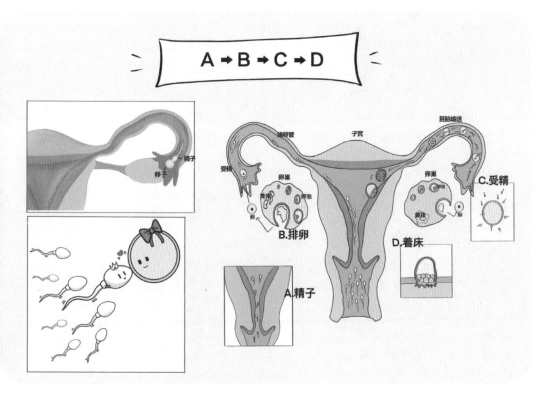

正常妊娠发生

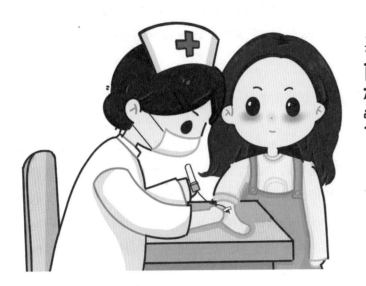

孕前检查

第二章

　　优生优育是很多备孕夫妇的愿望，我们不能因为自身的一些身体健康问题影响了胎儿的发育生长，因此孕前检查就显得十分必要了。孕前 3～6 个月是做备孕检查的最佳时间，女方最好在月经结束之后 3～7 天内进行妇科检查，男方最好是在禁欲 24 小时之后进行精液检查。男女双方最好提前、同时进行相关备孕检查，以便如果真的出现问题，可以留出时间进行治疗。

第一节 备孕妈妈注意事项

一 医院选择及产前检查

怀孕到生产期间的相关检查，应该选择固定的医院，这样孕程会很有系统性，也有利于医生对孕妇情况的把握。这也是有些人首先选择大型妇产专科医院的原因，但一想到这些医院挂号困难、生产床位紧张等情况又望而却步。的确，若选择这样的大型"焦点"医院，这些问题是不得不去考虑的，但"适合"比"焦点"更重要。因此，孕妇在选择前，

送给准妈准爸的备孕手册

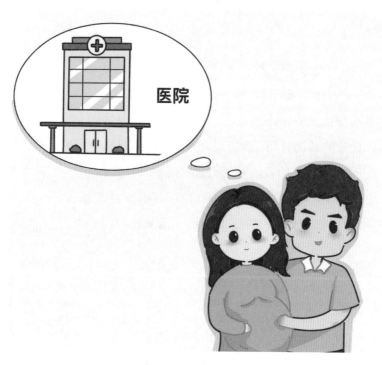

按时产检

要客观评估自身情况，选择适合的医院，不要盲目追随这些"焦点"医院。那么，如何选择适合的医院呢？

首先，考虑医院的安全性。所谓的安全性，就是技术上要过硬。每个孕妇的身体状况都不相同，而且生产又是个复杂的过程，如果孕妇患有高危险疾病或出现妊娠疾病（如阴道不规则出血、胃肠道疾病、甲状腺疾病、心脏病、妊娠高血压、妊娠糖尿病等），医生是否能及时妥善处理危机。

其次，医院的设备、检验技术（都能做哪些检验和检查）、人员的水平等方面都要事先进行了解。这可以咨询已经生育过的朋友或通过网络查询，甚至可以直接到备选医院直接咨询专科的医生，根据自身对生产过程中的疑问，看看医生的回答是否能让你感到信任。

再次，考虑医院环境的舒适性。环境的舒适程度很直接就能判断，可以先检查一下备选医院的环境，做检查和就诊的两个区域之间，距离是否近，就诊区域的环境是否拥挤，是否有舒适和足够的空间让我们待诊，这些都决定着将来如果在这里产检或生产，你会不会感到舒服。

最后，考虑医院与家的交通方便性。交通的便利性也是不可缺少的考虑因素，每次产检时，路上是否堵车严重，到医院后停车是否便利等问题，都很重要。若是经常堵车，孕妇们势必要提前出门，有些检查医院会有时间上的限制，太晚到医院会耽误要做的产检项目。此外，为了避免出现突发情况时耽误病情，需要考虑医院与家的距离、路上是否经常堵车等因素。

常规体检项目有以下 10 项。

血常规

常规血液学检查，目的是检查体内是否缺乏造血相关元素，及早检查出是否患有贫血等疾病，避免影响卵子、胚胎的发育，导致流产、死胎、出生缺陷等。

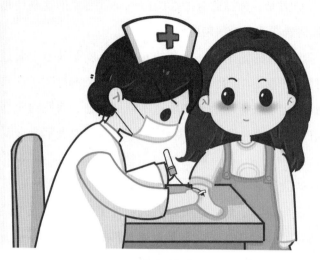

产前检查

白带检查及生殖免疫三项

可检查出是否患有妇科疾病，是否感染致畸性病原微生物，避免影响卵子质量。

脱畸全套

主要包括风疹、弓形虫、巨细胞病毒三项检查。从根源上排除致畸因素，避免感染风疹病毒等。

肝功能

甲肝、乙肝、丙肝、戊肝等，胆汁酸等。肝炎病毒是有可能遗传的，而且肝炎患者极易早产。

尿常规

尿液酸碱度、颜色、透明度、细胞、蛋白质、管型、比重检查等。

肾脏功能

整个妊娠阶段母体的肾脏系统会遭遇巨大挑战，身体代谢加快，肾脏负担也随之加重。

口腔检查

有智齿、蛀牙的备孕妈妈建议在孕前及时处理。孕期如果牙齿出现问题，有些治疗会影响胎儿发育，将会非常棘手。

内分泌六项（垂体激素、卵巢激素）

了解女性生殖内分泌情况，判断月经失调和排卵障碍的原因。

ABO 溶血

ABO 溶血是母子血型不合所引起的新生儿溶血病。常发生于母亲 O 型血，胎儿是 A 型或 B 型血的情况下。易导致胎儿发生溶血症等疾病。

染色体异常（遗传性疾病的筛查）

夫妻双方或一方中有家族遗传病史的必须接受检查，以防染色体异常从而影响到胚胎的生长发育和下一代的健康。

马教授有话说："酸儿辣女"可信吗？

"酸儿辣女"这句话可谓民间广为流传的经验之谈，成为老百姓判断生男生女的最初依据。甚至有些重男轻女的家庭，看见孕妇爱吃酸就兴奋不已，看见孕妇爱吃辣就心中失落。就民间而言，有人信，有人质疑。从生理、内分泌的角度分析，女性怀孕后，母体和胎儿的胎盘会分泌一种新的激素，即绒毛膜促性腺激素，它能抑制胃酸的分泌，使胃酸减少，从而导致胃肠道消化能力下降、紊乱，容易使孕妇产生恶心、呕吐、食欲下降等早孕反应。

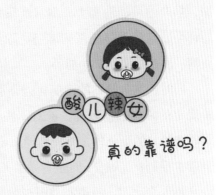

此时，味觉的重要性就凸显出来了，适宜的味觉刺激可以促进胃酸分泌，提高消化酶的活力，从而促进肠道蠕动，增加食欲。在味觉刺激方面，"重口味"的食物成为孕妇们的首选，味道的选择完全来自孕妇本身对食物的偏好，与胎儿性别无关。

在我国，不同地域、气候、民俗的差异，形成了不同的口味差异。如北方偏咸，南方偏甜，四川、贵州偏辣，而各个地区新生儿男女比例差异不大。从遗传学角度分析，胎儿的性别取决于性染色体，在精子与卵子结合的那一刻，精子中的 X 与 Y 染色体，到底哪个与卵子的 X 染色体结合，若是 XY，则为男；若是 XX，则为女。因此，酸儿辣女是不科学的。

二 特殊情况

（一）高龄妊娠者

35 岁以上的妊娠妇女，称为高龄孕妇。高龄孕妇怀孕面临的最大风险是胎儿患上代谢疾病的概率明显升高。随着女性年龄的增长，卵子质量下降，受精卵分裂有可能不完全，导致发生 21- 三体综合征、18- 三体综合征等先天疾病的风险上升。35 岁孕妇承担的此类风险是 25 岁以前怀孕者的 3 倍。另外，孕妇年纪大，孕期发生妊娠糖尿病、妊娠高血压综合征、胆汁淤积综合征等妊娠并发症的风险增加，从而使得提前终止妊娠、早产的可能性变大，剖宫产概率也随之增高。年龄较大的女性如果想怀孕，应该做好一系列准备。除了检查心、肺、肝、肾功能，还要查血糖、血脂、甲状腺功能等。

同时，高龄孕妇的产前检查非常重要，除了《围产期保健操作指南》里规定的常规检查以外，绝对不能忽视以下检查：一是最宜在 14 ～ 16 周时查胎儿的染色体，首先选择无创 DNA 检查，必要时做羊膜腔穿刺或脐带血穿刺；二是 22 周左右做胎儿畸形筛查；三是建议 26 周的时候做胎儿超声心动图。超声心动图与孕妇常做的普通 B 超不同，普通 B 超基本只能看到胎儿心脏四个腔的大体结构，而不易看到大血管发育异常、心脏射血功能等细微情况。

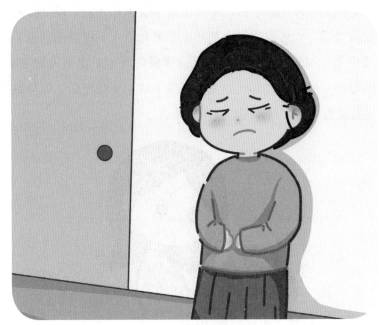

高龄妊娠者

（二）二胎、三胎妊娠者

　　怀二胎或三胎时，备孕妈妈要特别注意两次分娩的间隔时间，要让子宫能够得到较好的恢复，保证身体完全调整好才可以生二胎或三胎。如果前一胎是顺产的话，那么，恢复期相对较短，一般只要经过1年，产后女性的生理功能基本恢复，经过检查之后，输卵管、子宫等生殖器官情况正常，就可以考虑怀下一胎。而第一胎或前一胎是剖宫产的妈妈，只要剖宫产过程中没有伤及卵巢、输卵管等组织的，医生一般都会建议避孕两年以上，等子宫恢复后，再怀下一胎。因为过早怀孕，会使剖宫产后子宫瘢痕处拉力过大，有裂开的危险，容易造成大出血。另外剖宫产术后的子宫瘢痕处的内膜局部常有缺损，受精卵在此着床时也不能进行充分的蜕膜化，或原着床在正常的子宫内膜，在发育过程中滋养细胞扩张到蜕膜化不良的子宫内膜部位。因此，受精卵在剖宫产术后瘢痕局部子宫内膜缺陷处容易在憩室着床，后期极易发生胎盘植入。所谓胎盘植入，就是胎盘生长到了子宫肌层，分娩后胎盘不能娩出，极易发生产后大出血，甚至导致切除子宫。如果受精卵着床在子宫下段，将来可能发展为前置胎盘，也可发生早中期妊娠的胎盘植入。瘢痕子宫患者前置胎盘的发生率增高近 5 倍，同时胎盘位置低可增加胎盘植入的危险性。因此，不管前一胎是顺产还是剖宫产，当子宫完全恢复后，备孕妈妈都要到正规医院咨询医生之后才可以开始怀孕。

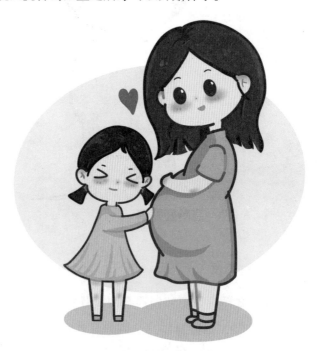

二胎、三胎妊娠者

（三）不良孕产史者

有不良妊娠史的备孕妈妈，如生化妊娠、自然流产、胚胎停育及宫腔手术史等。出现上述情况都是有原因的，所以备孕妈妈如果想要再怀孕，就要注意很多问题，也需要做一些相关检查，特别是要检查导致流产的原因，评估身体是否是怀孕的最佳状态，才能更好地为下一胎做好充分准备。

流产后再怀孕需要做哪些检查和评估呢？

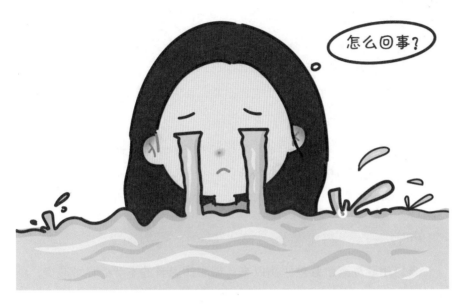

胚胎停育

男方精液检查。一般来说如果没有明显诱因而流产，特别是早期流产，就需要检查精子活力、畸形率、液化时间等，因为可能是受精卵的问题。

染色体检查。在绝大多数的流产原因里，因染色体异常而导致的流产占了一多半，可以说染色体异常是最常见的流产原因，所以染色体检查是必须要做的一项检查。

营养生活方式评估。有些孕妇流产的原因是营养严重缺乏、饮食失衡或者是抽烟、喝酒、生活方式不当，需要做营养及微量元素检查评估是否存在这方面的原因。

生殖器官检查。主要是看生殖器官是否存在导致流产的因素，如单角子宫、纵隔子宫、黏膜下肌瘤等。

检查孕妇所处的生活和工作环境。有些孕妇怀孕后受到强烈的精神刺激、工作学习过于紧张疲劳、家庭不和、吸烟、饮酒、熬夜，或者节食、偏食、饮食不洁，以及身处严重的污染环境中等，都易导致流产。

一般来说，流产后的女性身体虚弱，特别是子宫和卵巢，都需要时间来调养、恢复，不适合马上再次怀孕。在恢复3次正常月经后，才能再次怀孕，但最好还是选择在半年之后再怀下一胎。

这样主要是为了避免因流产导致卵子异常，从而造成再次流产。还有就是可以让女性得到充足的休息，使身心充分调整，这样，孕育健康宝宝的机会比较大，对胎儿出生以后的健康成长也比较有好处。

送给准妈准爸的备孕手册

（四）"三高"妊娠者

自应用胰岛素治疗糖尿病以来，糖尿病患者的不孕症显著减少，糖尿病孕妇的死亡已极少见。但糖尿病孕妇的胎儿死亡率仍很高，巨大儿、畸胎率也高出3倍，而且糖尿病患者妊娠后期临床过程复杂，处理不当会危及母子生命。因此一些已有明显肾脏病变，或严重的视网膜病变的糖尿病患者，因其妊娠后畸胎率可高达20%，且妊娠又会加重肾脏病变和血管病变，对母婴均不利，故不宜妊娠。血压不高，心、肾功能和眼底均正常，或病变较轻的糖尿病患者则可以妊娠，但必须在产科和内科

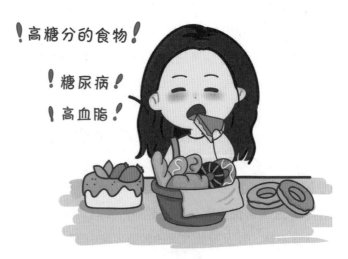

小心"三高"

医师共同的密切观察及治疗下继续妊娠。如果糖尿病病情控制满意，并能及时治疗产科并发症，则妊娠分娩可以得到满意的结果。同糖尿病患者一样，高血压、高血脂患者，只要血压、血脂控制正常，肝肾功能无明显异常，无其他并发症，在医生指导下可以继续妊娠。

（五）甲状腺功能异常者

甲状腺功能亢进症或甲状腺功能减退症患者可以怀孕，但一定要选择适当时机，即在经过系统治疗、病情基本缓解一年之后为宜。如未经治疗，盲目怀孕，则妊娠期间可能出现早产、流产、胎儿发育不良及死胎等情况，患者易出现妊娠毒血症，甚至在分娩期出现甲状腺功能亢进症危象或甲状腺功能减退症危象，从而危及生命。

甲状腺功能亢进症或甲状腺功能减退症患者怀孕前期及怀孕期间，除需要在医生指导下用药控制外，还要注意进行饮食护理，进食低碘（甲状腺功能亢进症）或高碘（甲状腺功能减退症）、高热量、高蛋白、高维生素易消化的食物，保证足够热量和各种必需元素的供应。

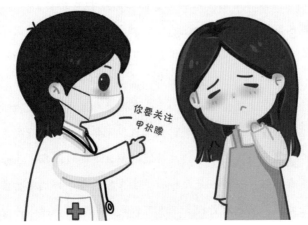

关注甲状腺健康

对甲状腺功能亢进症或甲状腺功能减退症患者应进行心理护理。疾病本身易致患者性情急躁或抑郁淡漠，妊娠合并甲状腺功能亢进症或甲状腺功能减退症的患者往往心理负担较重，担心甲状腺功能亢进症或甲状腺功能减退症会影响胎儿生长发育。针对这一情况，医生及家人应给予患者有针对性的心理护理。告诉患者在怀孕期间，选择服用对胎儿影响较小的药物，既可有效控制甲状腺功能亢进症或甲状腺功能减退症，又不会对胎儿发育造成影响。加强产前检查，妊娠早中期每月复诊一次，妊娠晚期每周复诊一次，发现问题及时处理，可有效减轻患者的心理负担，同时使患者保持平静乐观的心态。

马教授有话说：不来月经≠不排卵

　　很多人认为只要有月经就必然会排卵，如果没有月经，那肯定是不会排卵的。事实真是这样吗？前面我们讲了月经有"并月""季经""避年""暗经""激经""盛胎"等特殊现象，现在再讲讲月经与排卵的关系。

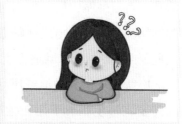

产后月经没来，还会排卵吗？

　　月经是女性最显著的生理特点，除妊娠期和哺乳期生理性闭经外，应每月按期来潮。排卵是卵细胞从卵泡溢出的过程，正常情况下，每个卵巢周期发育的卵泡中仅有一个排卵，而多次排卵现象只占所有周期的1%～2%，也有一侧卵巢连续排出的。青春期和更年期的女性很多时候就算来月经，也多是无排卵的，因为青春期是神经内分泌及性激素靶器官的成熟过程，建立正常周期之前，常出现无排卵性、功能失调性子宫出血或闭经现象；而更年期是卵巢功能逐步衰退的过渡期，生殖内分泌变化大，虽有月经，但多数是无排卵。生育期的备孕妈妈由于各种原因导致内分泌失调，虽然有月经，但也可能是无排卵的月经。另外，对产妇来说产后身体未完全恢复，还需要哺乳，很多产妇会生理性闭经，但是可以恢复排卵。就算不来月经，也要注意采取正确的避孕措施，不能以为没有月经就不会排卵和怀孕，这是非常错误的，如果产后没有恢复又再一次怀孕，不论对产妇还是胎儿都是不好的，所以一定要注意避孕。

（六）体重异常者

关于怀孕时期的女性体重在多少是属于正常的范围，需要根据女性自身没有怀孕之前的体重来计算。一般孕妇在整个孕期中，自身的体重增加应该是在 10 ～ 12.5 公斤。如果怀孕初期的孕吐反应让你吃不下多少东西，这段时间你的体重没有增加也是很正常的现象。要想知道孕前体重是否正常，你可以计算出你的体重指数。体重指数（BMI）反映的是你身高和体重之间的关系，其计算方法是：体重指数 = 体重（千克）/ 身高（米）的平方。如果怀孕前你的体重指数在 24 ～ 27.9，就会被确认为超重；如果指数达到 28 或以上，则为肥胖。因为如果孕妇本身在孕前体重是比较轻的，这类的女性在孕期体重会增加多一些，有的时候是会在 12.5 ～ 18 公斤。但是要是女性自身的体重是比较重的情况，就需要注意控制。

在产妇分娩后，胎儿的体重在 3.2 ～ 4.0 千克，胎盘的重量在 0.5 ～ 1.0 千克，羊水在 1 千克左右，所以生产后产妇体重随即下降 5.4 千克，妊娠期体内潴留大量水分，产后 1 周以尿液形式排出。除去这几种情况，在 2 个月内体重下降不明显，尤其采取母乳喂养的母亲，要补充足够的营养，在这个阶段体重下降速度在 0 ～ 2 千克。少数女性体重还会增加，两个月后可以适当增加运动量，体重下降会比较快。一般在 6 个月内可以恢复到怀孕前的体重，女性在 12 个月内由于照顾孩子，体重每月都会逐渐减少，少数体重会有增加。

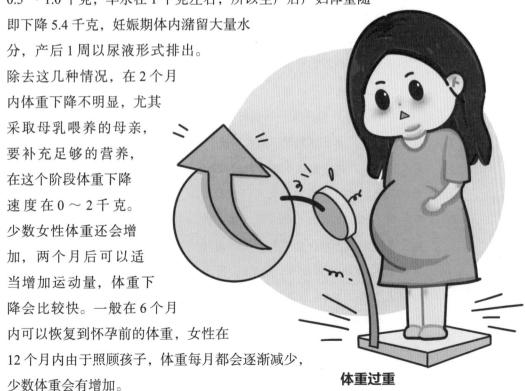

体重过重

孕妇过重过轻都危险，孕、产妇体重管理失控会危害胎（婴）儿健康。孕妇若进食过多、运动过度，导致体重过重，容易产下巨大儿，还会出现妊娠期高血压，增加难产率、剖宫产率、胎儿窘迫和新生儿窒息等风险。若吃得过少，孕期体重过轻，则会导致低体重儿、胎儿生长受限，甚至出现早产儿等。婴儿体重过轻同样会威胁到婴儿的生命健康，所以孕妇的体重需要在过重和过轻之间寻找一个平衡值。

马教授有话说：如何预防"巨大儿"

巨大儿是胎儿或新生儿体重超过4千克者，其发生率在不断升高，国内为7%，国外为15.1%。其产生原因复杂，与孕妇糖尿病、过期妊娠、遗传等因素有关，巨大儿是剖宫产及母婴并发症的主要原因。

现在生活条件好了，每个家庭都很关注孕妇，但孕妇并不是整天休息和吃得多才会好。在我国，孕期保健网已普遍建立，很多医院还特设了孕期营养门诊，指导孕妇怎样合理选择每天的饮食。因此，孕期最好定期接受营养指导，科学摄取营养，调整生活节奏，适当运动，如做孕妇保健操，避免营养过剩，降低巨大儿发生的风险。

另外，孕妇都应做糖尿病筛查，一旦发现妊娠期糖尿病，更应在医生指导下将血糖控制到满意的水平。饮食既要满足孕妇和胎儿的能量需要，又要严格限制碳水化合物的摄入，将血糖维持在正常范围，不发生饥饿性酮症。必要时，还可以借助营养师制定的，适合自己的营养方案。在能量分配方面，应少食多餐，复合高纤维碳水化合物应占45%～55%，蛋白质应占20%～25%，脂肪应占30%左右，要以不饱和脂肪酸为主。有糖尿病家族史和孕前糖尿病的备孕妈妈要特别注意。

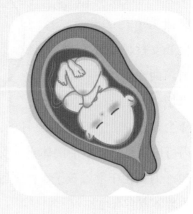

（七）叶酸缺乏者

叶酸乃"备孕之舟"。几乎每个女性在怀孕前，都会被医生千叮万嘱："赶紧补叶酸，预防孩子出生缺陷。"叶酸也叫维生素 B_9，是一种水溶性维生素，最初是从菠菜叶中提取得到的，故称为叶酸。叶酸是胎盘形成和胎儿正常发育、智力健康的关键角色，缺乏叶酸可引起巨红细胞性贫血以及白细胞减少症。

叶酸对胎儿神经管发育有益。美国疾病控制与预防中心指出，如果女性在受孕前至少 1 个月，并且在孕期的前 3 个月每天都坚持服用推荐剂量的叶酸，就能把宝宝出现神经管缺陷的风险降低 50%～70%。

有研究显示，服用含叶酸的多种维生素，可能会减少孕妇患先兆子痫的风险。先兆子痫是妊娠特有的一种并发症，是一种在妊娠期特有的高血压性疾患，会影响到 5%～8% 的孕妇。先兆子痫会加大怀孕难度，而叶酸有助于降低孕妇患先兆子痫的风险。中国营养学会建议，孕妇从

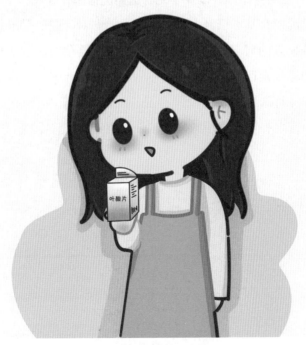

备孕就要补叶酸

孕前 2～3 个月开始服用叶酸，一直服用到妊娠 3 个月或整个孕期持续服用，除预防神经管畸形外，还有利于降低妊娠高脂血症发生的风险。

强调在孕前 3 个月开始服用叶酸，目的是让女性体内的叶酸含量维持在一定的水平，以保证怀孕后胚胎早期就能有较好的叶酸营养状态。研究还发现，怀孕后的 3 个月也是补充叶酸的关键时期，这个时候吃叶酸效果最好。怀孕后的 3 个月是胎儿成长发育的重要时期，这个时候人体对营养成分的需求相比普通人会大很多，如果这个时候母体缺乏叶酸，则婴儿出生时很可能会伴有出生缺陷，如先天性心脏病、唇腭裂、智力低下等问题。

孕妇最好在饭后半小时服用叶酸。这时候，肠胃的消化功能已经完全启动，人体对叶酸成分的吸收也更充分有效。饭后服用叶酸，能防止空腹服用叶酸给肠胃造成的刺激，避免出现胃不舒服的情况。如果育龄女性朋友无法确定什么时候能怀上宝宝，也可以从备孕的时候就开始吃叶酸，每天适量服用叶酸补充剂或叶酸片（一般每天服用 0.4 毫克叶酸即可），对自己的身体健康以及婴儿的优生优育都有好处。在孕中期、孕后期，婴儿的发育基本已经定型，这时候胎儿对叶酸的需求量减少，但对维生素等成分的需求量增加。因此，这个时期孕妇们主要是服用含有叶酸成分的维生素产品，在补充维生素的同时，叶酸也能帮助孕妇预防水肿、贫血等问题。

总而言之，孕妇服用叶酸应该一直贯穿整个怀孕期，这对宝宝和妈妈都有益。

送给准妈准爸的备孕手册

第二节 备育爸爸注意事项

一　常规体检

（一）肝功能

如果是急性肝损伤，男性和女性肝功能异常的表现没有区别。如果是慢性的肝损伤，持续性的肝生化异常或者间断反复的肝生化异常，这个时候肝脏的功能，比如解毒功能、合成功能就会受到影响，这时，男性患者的表现可能会略有差异，差别点主要在于雌激素在肝脏的灭活功能会下降，血里面的雌激素水平会表达升高，这时男性可能会出现乳房的发育。其他的一些慢性肝炎的表现，比如肝掌、蜘蛛痣、性功能减退，这些和女性肝损伤表现没有差异。所以对于男性来说，肝功能异常和女性的区别点是极少的，多数情况下，患者会表现出一些消化道症状以及一些全身症状，常见的消化道症状有，食欲减退、讨厌油腻、恶心、呕吐、吃完饭

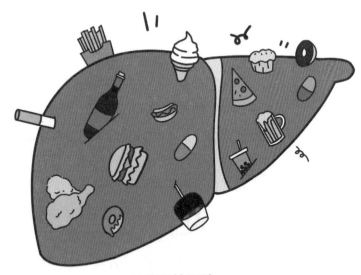

注意保护肝脏

之后肚子饱胀不消化等，全身症状可表现为乏力、倦怠、容易困。这些症状相对来说比较常见，但如果是急性肝损伤或者慢性肝损伤，肝功能异常不是很明显的时候，这些症状也有可能完全没有，无论男性还是女

性可能都为正常表现，没有异常感觉和症状。

（二）血常规

血常规检查存在异常，就需要重视。常见于以下情况：第一，白细胞过高。白细胞增多在细菌感染中很常见，代表着身体的炎症，如扁桃体炎和肺炎，需要用抗生素治疗。第二，贫血。异常血常规中红细胞和血红蛋白的减少代表贫血，需要补充铁和叶酸来合成红细胞。第三，血小板异常。凝血功能障碍，血小板减少，血管破裂后出血不易停止，属于凝血功能障碍。血常规检查前，必须避免剧烈运动和情绪紧张，以免影响血常规检查结果。这些因素是可以避免的，比如在常规运动前白细胞数量过高或过低白细胞有昼夜变化，安静和休息时白细胞数量较低，活动和进食后较高，上午较低，下午较高。对于白细胞的长期监测，应尽可能在相同的时间和条件下采血。血常规检查前不要大量喝水，饮用大量水后，血液稀释会影响结果的判断。

送给准妈准爸的备孕手册

二 精液检查

检查男性精子的数量和质量，评估受孕能力，从而判断是否能正常健康怀孕。精液由精子和精浆组成，其中精子占 10%，其余为精浆。精浆除了含有水、果糖、蛋白质和脂肪外，还含有多种酶类、无机盐和锌元素。

精浆里含有果糖和蛋白质，是精子的营养物质。另外，精浆中还含有前列腺素和一些酶类物质。正常的精液呈乳白色、淡黄色或者无色。有生育力的正常男性一次射精量为 2 ～ 6 毫升，平均 3.5 毫升。一次射精量与射精频度呈负相关，若禁欲 5 ～ 7 天射精量仍少于 2 毫升，视为精液减少，若不射精，称为无精液症。精浆是精子活动的介质，并可中和阴道的酸性分泌物，以免影响精子活力。精液量减少（精浆不足）不利于精子通过阴道进入子宫和输卵管，从而影响受精。若一次射精量超过 8 毫升，精子被稀释，也不利于生育，由于垂体前叶促性腺素的分泌功能亢进，使雄激素的水平升高所致，亦可见于禁欲时间过长者。如果取精液进行检查的话，最好应在检查前 3 ～ 7 天内不进行排精。精液取到后应盛放在干燥、清洁的瓶内，并立即送检。采取精液时间以晨起为佳，精液的排出具有一定顺序，开头部分来自前列腺、附睾及壶腹，伴有大量精子，最后部分来自精囊，故应收集整份精液，不要遗漏任何部分，尤其是开头部分。正因为精液的第一部分易丢失，故不能自行用体外射精法收集精液。存储精液的容器应干净、无菌、干燥，采精前容器的温度应与室温相同；瓶子不应过大，但瓶口不应过小，以免将精液射出瓶外；还应贴上标签，记录姓名及取精时间。在冷天，应将精液标本保温，放置在贴身内衣袋中，不可倾斜或倒置，尽可能在 1 小时内送到实验室。

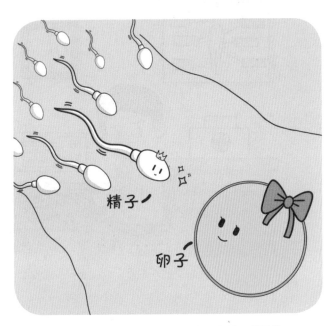

优质的精子和卵子才能保证好"孕"

三 泌尿及生殖系统检查

泌尿及生殖系统包括阴茎、尿道、前列腺、睾丸、精索等。通过检查可以判断患者是否有尿路感染、前列腺炎、前列腺增生、前列腺囊肿、精索静脉曲张、附睾炎、睾丸炎等疾病，然后可以根据这些检查结果来选择针对性的治疗，从而改善患者的情况。

第三节 特殊检查

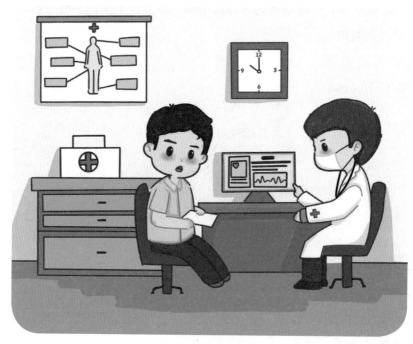

传染性疾病检查

男性传染病检查项目主要包括艾滋抗体、乙肝表面抗原抗体、丙肝表面抗原抗体、梅毒螺旋抗体。男性常见的性病主要如下。

（一）淋病

淋病是由淋球菌引起的一种发病率较高的性传播疾病。主要症状为：尿道炎，尿道口红肿、流脓、有刺痛和灼热感，排尿困难，小便次数多。若不及时治疗，会转成慢性尿道炎。男性淋病患者表现为：尿道口有脓性分泌物，尿道红肿、充血并有刺痛感觉，其他症状不明显。

送给准妈准爸的备孕手册

（二）阴虱病

阴虱病是由寄生于人的阴毛和肛门周围体毛上的阴虱叮咬附近的皮肤，从而引起瘙痒的一种传染性寄生虫病。同时，由于阴虱靠吸人血生存，咬噬其他人后再在被叮咬人群中互相传染，不免有传染肝炎、艾滋病等其他疾病的隐患。因此，发现阴虱病以后要正确对待、积极治疗。

（三）支原体、衣原体感染

支原体、衣原体感染是非淋性尿道炎的一种特殊类型，对男女生殖系统的危害极为严重，均可导致不孕不育的发生。临床可见：小便疼痛、尿道口微红、尿频、尿不尽、尿道痛、烧灼感、尿滴沥、腰酸、下腹部隐痛、会阴部不适等。

（四）软下疳

软下疳初发为外生殖器部位的炎性小丘疹，24 ～ 48 小时后迅速形成脓疱，3 ～ 5 天脓疱破溃后形成溃疡，边界清楚。溃疡呈圆形或椭圆形，边缘为锯齿状，其下缘有潜蚀现象，周围呈炎症红晕。溃疡底部有黄色猪油样脓苔，并覆盖很多脓性分泌物，剥去脓苔可见出血，疼痛明显。

传染性疾病会影响精液质量，尿道及前列腺的感染会影响精子活力，尿道狭窄是患性病后的严重并发症，常导致泌尿生殖道的反复感染而影响生育。性病的传播方式以性接触时，通过性器官相互传播。因此，一旦男性染上性病，无保护措施的性伴侣将不可幸免地成为性病患者。许多性病的初期或轻型患者往往无症状，如淋病、生殖器疱疹、尖锐湿疣、非淋菌性尿道炎、艾滋病等，感染后不能被及时识别。梅毒、艾滋病则是全身的疾患，往往引起多脏器的损害。性病患者多多少少都存在着一些心理障碍，担心传染给家人、担心被别人知道、担心不能痊愈等等，这使他们无法安心正常工作，影响家庭生活和社会安定。唯有"洁身自好"，避免婚外性行为，才不会带来感染性病的危险。

第四节 遗传疾病的特点

目前已知的遗传性疾病可达 4000 多种，一般都有以下 3 个特点。

（一）先天性疾病

因为发病的原因是遗传物质染色体异常或基因的突变，故这种疾病在胚胎时期或胎儿发育早期早已形成，婴儿出生时即已患病。

（二）终生性疾病

大多数疾病终生难以治愈，如唐氏综合征、白化病等。某些疾病若能在早期诊断，及时治疗，可缓解症状或避免发病。如苯丙酮尿病的患者，若能在出生后 3 个月内确诊，6 岁前坚持低苯丙氨酸饮食，就能避免出现智力发育迟缓的现象。

（三）遗传性疾病

遗传性疾病患者婚后生育时，可将致病基因传给后代。因为致病的基因可以是显性或隐性的，故遗传的方式也很复杂，可以是代代相传或隔代相传，如白化病；男女都可发病的，如多发性家族性直肠息肉病、遗传性舞蹈病。另外，还有一种伴性遗传疾病，如血友病、红绿色盲等，这种遗传性疾病的特点是传男不传女，也就是说男性发病，女性为遗传基因携带者。

送给准妈准爸的备孕手册

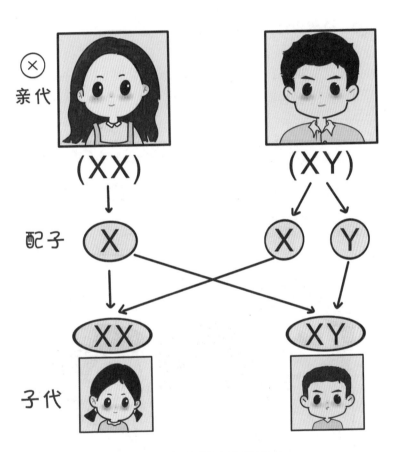

染色体遗传图解

第五节 遗传咨询

一　遗传咨询面对的对象

根据《卫生部关于印发〈产前诊断技术管理办法〉相关配套文件的通知》，常见的遗传咨询对象有如下 7 种。

不明原因智力低下、精神分裂症或先天畸形儿不能自理、自主的父母。

不明原因的反复流产或有死胎、死产等情况的夫妇。

婚后多年不育的夫妇。

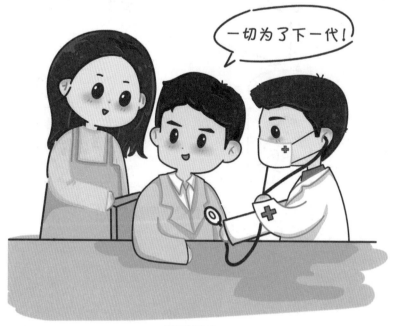

婚前检查

35 岁以上的高龄孕妇。

长期接触不良环境因素的育龄青年男女。

孕期接触不良环境因素以及患有某些慢性病的孕妇。

常规检查或常见遗传病筛查发现异常者。

二　遗传咨询的步骤

（一）疾病诊断

确定是单基因或多基因病。遗传病的确定方法以家系调查和系谱分析为主，结合临床特征，再借助基因诊断、染色体分析、性染色体分析和生化分析等检查结果，共同做出正确诊断。如确定为遗传病，还需进一步分析致病基因是由突变产生还是由双亲遗传下来的，这对预测危险率有重要意义。

（二）遗传病分类

人类遗传病大致可分单基因遗传病、多基因遗传病和染色体病三大类（见遗传病）。

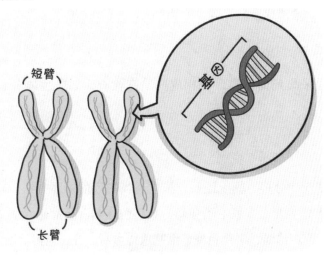

基因和染色体

（三）推算疾病复发风险率

根据风险程度，人类遗传病可分为三类：第一类属一般风险率，指主要是由环境因素引起的疾病。第二类属轻度风险率，指多基因遗传病，它是由遗传因素和环境因素共同作用引起的。第三类属高风险率，所有单基因遗传病和双亲之一为染色体平衡易位携带者，其复发风险较大。

（四）提出对策和建议

向患者或家属提出对策和建议，如停止生育、终止妊娠或进行产前诊断后再决定终止妊娠或进行治疗等。

送给准妈准爸的备孕手册

三　遗传咨询的程序

一般的遗传咨询要经过如下程序。

（一）采集信息

采集的信息包括主诉、体格检查、医疗史、生育史（流产史、死胎史、早产史）、婚姻史（婚龄、配偶健康状况）、环境因素和特殊化学物接触及特殊反应情况、年龄、居住地区、民族。

（二）确定遗传病

根据采集到的信息，做相应实验室检查，如染色体分析、基因诊断等。

（三）产前诊断

根据现症分析、临床经验，采取适当的产前诊断方法。临床应用的主要采集标本方法有绒毛膜穿刺、羊膜腔穿刺、脐静脉穿刺等。产前诊断方法有超声诊断、生化免疫、细胞遗传诊断、分子遗传诊断等。

第六节　常见遗传病

　　遗传病是指由于父亲或母亲的某些基因存在缺陷，并将这些缺陷基因遗传给子代，使之产生的疾病。由于子代的基因分别来自父亲与母亲，除了性染色体基因外，其余22对常染色体都是成对的，如果其中两个基因都有缺陷则必然产生遗传病，即显性遗传；若其中一个基因正常，另一个基因有缺陷，往往不产生遗传病，即隐性遗传。人类的遗传病主要有如下4大类型。

一　单基因遗传病

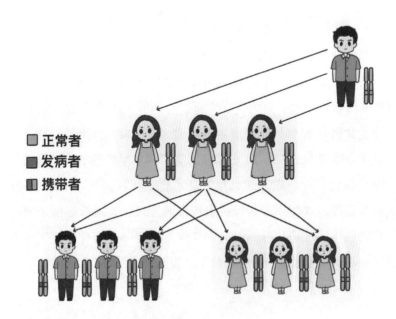

□ 正常者
■ 发病者
▥ 携带者

常染色体隐性遗传示意图

这是由于染色体上某一对基因发生突变而导致的一些遗传病，是人类最早认识的一种遗传病。按照单基因遗传病的传递方式，将其又分成 5 种：常染色体显性遗传病、常染色体隐性遗传病、X 性连锁显性遗传病、X 性连锁隐性遗传病和 Y 性连锁遗传病。

（一）常染色体显性遗传病

致病基因在常染色体上，而且是显性的。这类病常见的有多指（趾）、并指（趾）、短指（趾）、多囊、原发性青光眼、多发性家族性结肠息肉、先天性肌强直、软骨营养障碍、遗传性神经性耳聋、先天性成骨不全、毛囊角化症等。此类患者若与正常人结婚，其子女每胎的患病危险率为 75% 左右。对于这类患者必须坚持婚前检查，进行遗传咨询。倘若病情严重，或患者外表正常而父母有一个是染色体显性遗传病患者，这类患者与直系血亲或三代以内的旁系血亲禁止结婚。

（二）常染色体隐性遗传病

这种致病基因为隐性。这类遗传病患者的双亲都没有病，但都是致病基因的携带者。当两个带有相同致病基因的人结婚时，才有可能把隐性致病基因传给子女。这时，子女每胎患病的危险率为 25% 左右，外表正常的子女仍有 65% 的概率成为携带者。当患者与携带者结婚时，子女每胎患病危险率为 50%，而另 50% 无病。例如半乳糖血症、肝糖原累积症、镰状细胞贫血、先天性肌弛缓症、肝豆状核变性、先天性鳞皮症、先天性聋哑等，这类患者若经过遗传咨询发现，其父母都携带同一种严重的常染色体隐性遗传基因时，则建议严格避孕，避免继续生育。这类患者如属近亲或三代以内的旁系血亲，应该禁止结婚。

（三）X 性连锁显性遗传病

这种致病基因在 X 染色体上是显性的，女性患病比男性高。倘若男性患者与正常女性结婚，女儿都得病，儿子都正常；女性患者与正常男

送给准妈准爸的备孕手册

性结婚，女儿和儿子得病的概率各为 50%。因而患病母亲既传男又传女，而患病父亲只传女而不传男。当子女中患者两个 X 染色体都有显性致病的基因时，胚胎早期死亡，该病女性发病率比男性高两倍，其症状女轻男重。这类病常见的主要有抗维生素 D 佝偻病、遗传性肾炎，脂肪瘤等。对于此类女性患者，因其子女的发病风险率很高，应避免生育；男性患者，因其只传女儿，女孩全部发病，男孩全部正常，可在怀孕后做胎儿性别鉴定，保留男胎。这类患者如属直系血亲或三代以内旁系血亲，应该禁止结婚。

（四）X 性连锁隐性遗传病

这种隐性致病基因在 X 染色体上，男性只要在染色体上有一个隐性致病基因存在，疾病就能表现出来，而女性若只在一个 X 染色体有隐性致病基因，只成为携带者，只有在两个 X 染色体都有隐性致病因子时才能患病。根据隐性遗传规律，男性的致病基因传女不传男，因而男性患者的致病基因一定是从母亲那里传来的，这也叫交叉遗传。所以，男性患者的舅父、外甥、姨表兄弟中均有 50% 的人可能发病。这类病常见的有血友病 A 型、血友病 B 型、蚕豆病、进行性肌营养不良、红绿色盲等。这类患者如属直系血亲或三代以内的旁系血亲，都应该禁止结婚。如属非近亲结婚，且已生了一个患病后代，母系亲属中（外祖父、舅父或姨表兄弟）又有同样患者，如再生二胎，要做胎儿性别检查，保留女胎。

二 染色体异常遗传病

这是一种由染色体数目和形态发生异常所引起的一类遗传病。人类染色体在正常体细胞核内，都有 46 条、23 对。而正常成熟的生殖细胞核内，却只有 23 条染色体，精子和卵子结合后形成的受精卵，又恢复为 46 条。因此，人类染色体无论在数量上还是形态结构和特征上，都是相对恒定的。凡由染色体数目变化或染色体结构异常而造成的人体结构和生

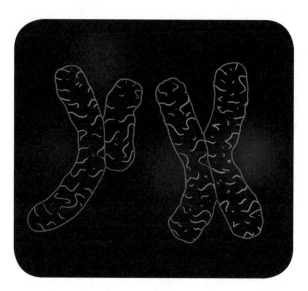

染色体

理功能异常的疾病，称为染色体病。染色体的异常发生在常染色体，叫作常染色体病；发生在性染色体，叫作性染色体病；如果是数目异常，可出现多一条染色体或少一条染色体型的现象；如果是结构异常还可出现染色体的位置倒换、缺失、断裂等现象。这类病常见的有智力低下、多发畸形、皮肤纹理异常、生殖系统异常、第二性征变化等。这类患者，如属近亲或三代以内的旁系血亲，应该禁止结婚。如属非近亲结婚，必须在 25～30 岁的生育适宜年龄生育，因为染色体异常的发生率随着母亲的年龄增长而增高。这类患者怀孕后要做产前检查，尤其是查染色体的情况，保留正常胎儿。

三　多基因遗传病

俗称多基因病。这类遗传病不是一对基因有异常改变，而是由几对基因异常改变共同作用而引起的一种遗传与环境因素双重作用的结果。这类遗传病的发生危险率为 1%～10%，常见的有唇裂、脊柱裂、无脑儿、先天性心脏病、先天性髋脱位、先天性智力迟钝、精神分裂症、原发性癫痫等。这类患者如属近亲或三代以内旁系血亲，应禁止结婚。如属非近亲结婚，但婚后已生过无脑儿等畸形后代者，应避免再生育，如要生育，应做产前检查，可保留正常胎儿。

直系血亲和三代以内的旁系血亲之间不能结婚、男女双方均曾患有精神分裂症或狂躁抑郁性精神病患者不能结婚、双方家族中三代以内患有相同的隐性遗传病者不能结婚。

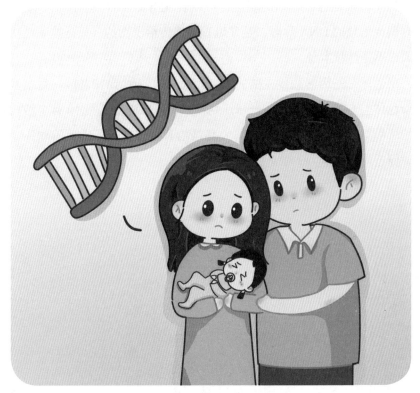

及时接受遗传性疾病检查

四　遗传性疾病检查

夫妻双方或一方中有家族遗传病史的必须接受检查，以防染色体异常从而影响到下一代的健康。我们每个人的身体是由千千万万个细胞构成的。在放大一千多倍的显微镜下，当细胞分裂时，可以看到正常人身体的每个细胞核中有一种杆状、长短大小不一、容易被碱性染料深染的物质，这种物质叫染色体。

在人类细胞核中，有一种化学物质叫脱氧核糖核酸（简称 DNA），这种化学物质是链状的双螺旋结构。在 DNA 分子链中包括许多有一定结构和功能的区段，控制生物的一定性状。这些能控制生物性状的 DNA 分子区段称为基因，所以基因是 DNA 分子上有生物学功能的区段。父母通过生殖细胞（卵子和精子）把控制生物性状的基因传给子女。胚胎在发育过程中，根据各种基因的表达，可以表现出父母的一些性状。基因是带有遗传信息的 DNA 片段，是父母直接遗传给子女的，只是控制性状的基因，不是性状本身。

染色体是基因的载体。据估算，人约有 10 万个结构基因，每个基因在染色体上有相应的位置。全球计划在未来可以确定人类 10 万个结构基因位于哪条染色体，并进一步研究其结构和生理功能，进而消除致病基因，促进人类优生。

第七节 ABO 溶血检查

由于母婴血型不合引起血型抗原免疫而造成的同族免疫溶血性疾病，被称为 ABO 溶血症。一般情况下 ABO 血型不合的母亲大多为 O 型。当母亲血型为 O 型，胎儿血型为 A 型或 B 型时，胎儿血液中的 A 或 B 抗原由于某种原因进入母体后刺激母体产生血型抗体，此抗体通过胎盘再进入胎儿体内，与胎儿体内的 A 或 B 抗原结合，从而引起胎儿红细胞凝集，继而溶解而出现溶血，引起水肿、贫血、肝脾肿大和出生后短时间内出现进行性重度黄疸。

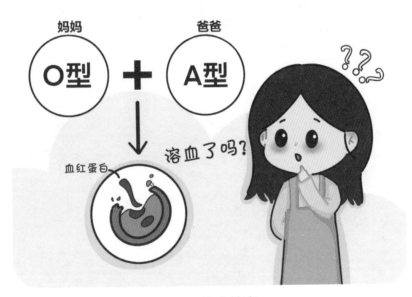

ABO 溶血检查

ABO 溶血病的确诊需要通过实验室的检查结果来支持，其中包括血型检查、血清胆红素、血色素、红细胞压积、溶血三项试验等。对于既往有不良生产史，或者前一胎有新生儿重度黄疸史的孕产妇，都要与丈夫一起做 ABO 血型和 Rh 血型检查。如果有血型不合的情况，应当检测孕妇血清中的 IgG 抗 A 和抗 B 抗体。如果抗 A 或者抗 B 抗体的滴度 > 1 : 64，提示有发生新生儿 ABO 溶血的可能。如果有母子血型不合，新生儿出生后需要及时监测胆红素，如果新生儿黄疸出现比较早，并且进行性加重，同时血红蛋白或者红细胞压积快速下降，抗人球蛋白（Coombs）试验和抗体释放试验其中一项阳性就可以诊断为 ABO 溶血病。

第八节　牙科疾病的检查

如果备孕期间百密一疏，忽略了对于牙齿的关注。到了怀孕期间，有隐疾的牙齿突然爆发问题，会让人措手不及。碍于身处孕期，孕妇们无法进行专科检查和针对性用药，只能忍着。因此，牙齿虽小却是大事，准备怀孕时一定要检查牙齿、排除隐患。

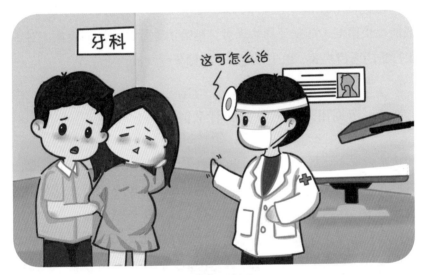

关注牙齿健康

一　怀孕前为什么要检查牙齿

牙齿的问题可能一时之间不会发作，但是怀孕期长达 10 个月，如果没做好早期的检查，一些隐藏的牙齿问题突然出现，对母婴健康都不利。因此，女性在备孕阶段就要到专业的牙科进行牙齿检查，排除有可能发生的牙齿问题。有过怀孕经验的女性应该深有体会，如果怀孕期间出现了牙齿问题，那真的是一件非常麻烦的事情。因为怀孕后，身体内的黄体酮和雌激素水平增高，容易刺激细菌对牙齿的伤害，出现牙龈红肿、出血、疼痛等情况。感染的细菌会进入血液，可通过母体胎盘感染胎儿，对胎儿造成健康影响。因此，备孕期内对牙齿的检查非常重要，不要因为觉得是小问题而不去检查，正是小问题不注意才造成了大问题的出现。

二　怀孕前牙齿检查有哪些项目

怀孕前，如果女性牙齿很健康，从未出现过任何问题，就只需检查是否会长龋齿。而对于平时就觉得牙齿不适的女性，检查的项目应包括牙周病、龋齿、冠周炎、残根、残冠等全面性的牙齿病变检查，根据检查结果进行针对性治疗。如果只是因为口腔细菌感染引起牙痛等情况，一般能很快康复。如是牙周病患者，则需消除牙龈或牙周炎症。对于问题很严重的牙齿疾病，医生可能会建议做牙髓及根管治疗。

三　孕期出现口腔疾病，什么时候治疗较好

正常情况下，怀孕前半年，女性就要对牙齿做一次全面的检查，排除可能在孕期内出现的牙齿疾病。怀孕初期，也就是三个月左右，不能做拔牙手术，生产前三个月也不能做拔牙手术，不然可导致流产或是早产。怀孕期内出现牙齿疾病，不能乱用抗生素类药物，否则会对胎儿造成很大影响，一定要在医生的指导下谨慎用药。孕期内要养成早晚刷牙的好习惯，吃完东西后漱口，不咬过硬的食物，最好不用尖物或是硬物剔牙，减少牙齿因受硬物刮剔而导致的感染或损伤。

第九节 拍 X 光片后发现怀孕了怎么办

　　不少女性在无意中怀孕，以为是"月经不规律"而没有察觉，其间又恰好做了 X 光片的医学检查，例如在单位体检中做了透视或者胸片，发现怀孕后就很担心是否会影响胎儿，是否有必要终止妊娠。

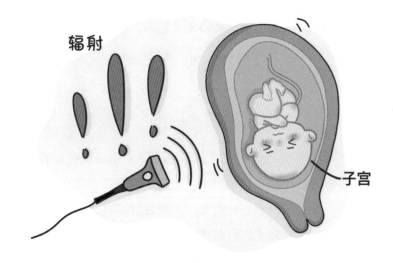

X 射线对胚胎或胎儿的影响

X 射线对胚胎或胎儿的影响，主要有以下 3 个方面。

 流产

　　妊娠 33 天内（从孕妇末次月经开始时计算）是外界危险因素影响胚胎或胎儿的反应期，在这段时间内，胚胎接受过量的 X 射线可能发生流产，即"生化妊娠"。如果没有流产，胎儿发生其他问题的风险就不会明显增加。

二 致畸

妊娠 33 天以后到 3 个月末是致畸的敏感期，其间，胎儿大量器官集中发育，但也有部分器官的致畸敏感期会持续到孕晚期。妊娠 4 ～ 22 周的胎儿最容易受到电离辐射影响而发生畸形。理论上讲，孕妇接受 5 ～ 15rad 的放射剂量就可能产生胎儿畸形。

常见 X 光片检查的放射剂量为单次 X 光胸片 0.00007rad，要照射 71429 次才能超过 5rad 的最低标准。X 光胸透的放射剂量约为胸片的 5 ～ 10 倍，以最多的 10 倍计算也要照 7000 多次才超标。牙科 X 光片检查单次为 0.0001rad，要照射 50000 次才超标。钡灌肠 X 光片检查单次为 3.986rad，腹部 CT 单次为 2.6rad，照两次就超标。

三 致癌

X 射线可增加胎儿出生后罹患恶性肿瘤（如儿童白血病）的风险。与未接触辐射者相比，在怀孕早期、中期、晚期接受辐射罹患恶性肿瘤的风险为 3.19 倍、1.29 倍、1.30 倍。而恶性肿瘤的发生率通常很低，有研究显示，接触了 0.5rad 的照射量后，发生不良影响的机会仅在原有的风险基础上增加 0.017%，即大约每 6000 个接受该剂量 X 射线辐射的胎儿才有 1 个会因此出现不良结果。

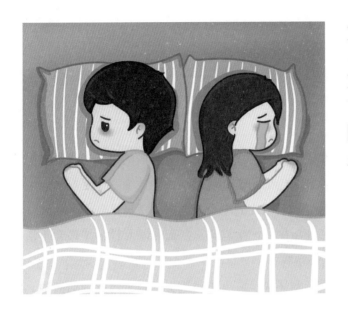

第 三 章

不孕不育的原因

　　孕期，是女性最幸福的一个时期，却也是最"脆弱"的一个时期。这里所说的"脆弱"是身体各个组织变化大的特殊阶段，很多病菌会乘虚而入。

送给准妈准爸的备孕手册

　　阴道是胎儿娩出的产道，在孕期是比较脆弱的，由于激素水平的变化，孕妇的身体各方面包括阴道环境都会发生改变。于是，阴道炎也成为不少孕妇为之困扰乃至担忧的一个问题。阴道炎是最常见的妇科疾病之一，它让女性私处瘙痒、产生异味，从而影响女性的工作和生活。那么，阴道炎会影响怀孕吗？

　　阴道炎会不会影响怀孕，取决于阴道炎的轻重与感染的病种。有不少阴道炎会影响女性生育，导致女性无法怀孕或是怀孕后流产，因此，应先去医院检查确诊清楚，治愈了再考虑受孕。

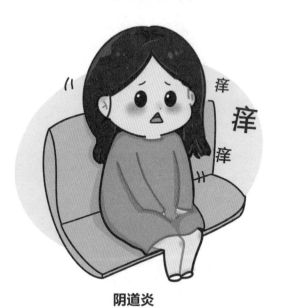

阴道炎

　　首先，治疗要选择专业的医院。备孕期间治疗阴道炎的女性朋友一定要选择专业的医院。因为专业的医院有先进的技术和专业的医师，治疗的时候可以一次性到位，避免疾病的复发。其次，治疗期间要避免同房。因为阴道炎很可能是由于同房的卫生工作不到位而引起的。所以，女性朋友在治疗阴道炎期间，要回避同房，这样才能避免疾病复发。再之，治疗后要注意卫生。女性朋友进行阴道炎治疗后，在进行备孕工作期间，一定要注意好自身的卫生。特别是月经来临的时候，要注意内裤及卫生巾的卫生，这样才能避免细菌的感染。最后，在受孕之前女性朋友们还要到医院检查。为避免妇科疾病的危害，在受孕之前 2 周左右，要再次到医院检查身体，保证自身健康，这样才能自然受孕，并为胎儿的安全做好保障。

一　阴道炎

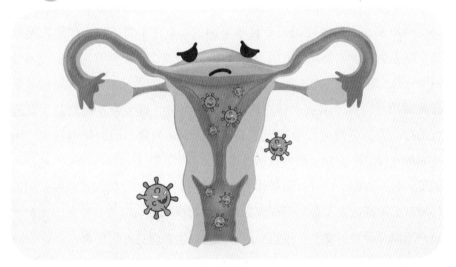

感染阴道炎

（一）霉菌性阴道炎

霉菌性阴道炎是最常见的生殖疾病。其主要表现为分泌物白带增多、稠厚，呈白色豆腐渣状或凝乳样；外阴和阴道瘙痒、灼痛，排尿时疼痛，伴有尿急、尿频，同房时会出现性交痛。这种疾病是由白色念珠菌引起的感染。它会破坏阴道内的环境，使阴道内的原有酸碱失去平衡，炎症细胞会大量吞噬精子，使精子活动力降低，降低受孕概率。霉菌性阴道炎同样也可以造成性交痛及性交困难，这些都对怀孕有影响。

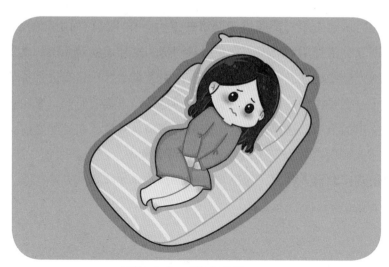

阴部瘙痒，影响睡眠

　　一般来说，霉菌性阴道炎在孕早期的 3 个月不需治疗。如果发展严重，医生会在孕 3 个月后酌情用药治疗，在分娩之前通常都能治好，不会对胎儿造成感染。有时，胎儿娩出后有眼睛或口腔的局部感染，可能就是分娩时胎儿经过产道被少量念珠菌感染引起的，医生会及时对新生儿进行治疗。自然分娩时，会有大量液体随着胎儿的娩出而对阴道形成一个冲刷的过程。一方面，很多致病菌以及分泌物在这个过程中排出、被带出阴道；另一方面，产后母亲身体会逐渐恢复到一个正常的激素水平，阴道环境就会逐渐恢复正常，但毕竟霉菌性阴道炎的致病因素是霉菌的大量繁殖，所以，要想不复发，还是要注意个人卫生，保持外阴干爽。

（二）滴虫性阴道炎

　　滴虫性阴道炎病症表现为白带增多，颜色呈黄绿色或灰黄色，有臭味和外阴瘙痒、灼热、疼痛。炎症侵袭尿道，可出现尿频、尿急、尿痛甚至尿血。此病因孕期阴道酸碱度改变而发作，也可因直接或间接方式感染，是孕期常见的阴道炎类型。滴虫主要寄生于泌尿生殖系统，可以吞噬精子。患有滴虫性阴道炎时，阴道内脓性分泌物大量增多，分泌物中含有大量的白细胞，这些都会妨碍精子的成活，使精子数量减少。精子数量少、活动度不好，会导致无法自然受孕。而且性交痛会对同房产生影响，使性欲减退，这些都是会影响怀孕的。因此，女性患滴虫性阴道炎如不及时治疗，是会对怀孕有影响的。需要提醒各位女性，一定要多注意白带，如果白带变多还有腥臭味，并伴有外阴瘙痒，就要警惕是否患滴虫性阴道炎，要早到医院去做专业检查治疗。

同霉菌性阴道炎一样，在孕前期的 3 个月之中，医生是不主张治疗滴虫性阴道炎的。之后，医生会根据轻重程度，对孕妇进行安全用药。滴虫感染的直接途径就是同房传播，事实上，滴虫在男性泌尿生殖系统寄生较多，只是男性抵抗力好，不易发病，但却容易传染给女方。因此，妻子患有滴虫性阴道炎时，丈夫最好也到医院进行检查以及在确诊后进行同步治疗，以防日后再度交叉感染复发。

（三）细菌性阴道炎

细菌性阴道炎实际上是由寄生在阴道内正常菌群的平衡失调引起的阴道感染性疾病。病症主要表现是白带增多，黏稠均匀，酸奶状，有胺臭味（像臭鸡蛋的味道），伴有外阴瘙痒或烧灼感。孕期患细菌性阴道炎，如果细菌沿着子宫颈上行，可能会导致胎膜早破，从而造成早产。在治疗方面，医生会根据症状轻重进行筛查，再结合产妇自身状况来决定治疗措施。

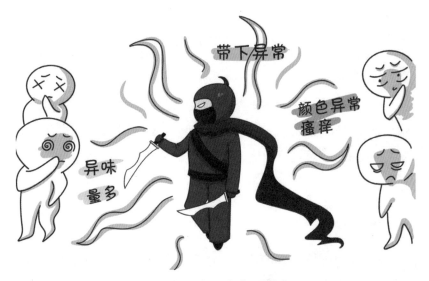

注重卫生，小心阴道炎

（四）日常生活中的注意事项

个人卫生

霉菌对干燥、紫外线以及化学制剂的抵抗力较强，但却惧怕高温。所以，最好每天将换下的内裤用60℃以上的热水浸泡或煮沸消毒，避免重复感染。

男女同治

同房时应使用安全套，防止夫妻双方交叉感染、反复感染。一旦发现丈夫感染，一定要到医院进行检查和治疗，以免妻子治愈后同房，再次被感染。

同房防护

同房的卫生至关重要，不仅要注意房事之后，房事之前，双方也应该注意清洗干净。炎症期间，是严禁同房的，治愈之后也应使用安全套，治愈后3个月不复发，可不再使用。

孕期血糖

孕期本身尿糖含量就会增加，加之正处于代谢特异时期，很容易合并糖尿病。一旦合并糖尿病，阴道的糖原含量就会更高，孕妇本身的抵抗力也会降低，对于霉菌的抵抗力也就更加降低。所以，还要控制饮食，加强锻炼，保持正常的血糖水平。

避免传染

预防是避免细菌性阴道炎最好的办法。怀孕后，阴道分泌物旺盛，务必注意外阴清洁。同时，要避免与家人共用毛巾、浴盆、坐厕（可使用一次性的马桶垫），内衣不要一起洗。

（五）备孕女性阴道炎的用药方法

治疗药物

外洗药物多选择弱酸性的，如5%醋酸溶液，而局部用药则因炎症的类型差异而不同，霉菌性阴道炎在女性中最为常见，患者可

送给准妈准爸的备孕手册

使用制霉菌素栓、凯妮汀栓、保妇康栓等药物。

病程用药

滴虫性阴道炎的用药则分不同时期，在中、晚孕期间，可选择灭滴灵，但它不能用于早孕期间，在早孕期间，必要时可慎重选择使用甲硝唑和替硝唑。细菌性阴道炎在早孕期间最好不用药，中、晚孕期间也可选择灭滴灵。以上几种治疗手段一定要在医生指导下使用，以免对胎儿有影响。

坚持治疗

阴道炎的治疗一定要彻底。有的患者症状一旦有所缓解，就擅自停止用药，这使得炎症很容易复发，前功尽弃。一般来说，一个疗程为 7 ~ 10 天，1 个月后到医院复查白带，以决定是否继续用药，以及下一步如何用药。而另一个治疗关键就是，患者的丈夫也要在医生指导下同时用药，一般多使用外洗药物。同时，切记炎症期间，夫妻应严格禁止同房。

二 卵巢疾病

卵巢是女性重要的生殖、内分泌腺体，具有生殖和内分泌两大功能，其生殖功能是指产生卵子和排卵，其内分泌功能是指女性性激素的分泌。

卵巢肿瘤的发病原因复杂多样，先天发育异常引起的卵巢肿瘤，最常见的就是发生在卵巢部位的畸胎瘤，大部分都为良性，但是也有个别患者的畸胎瘤是恶性的。直系亲属中患有卵巢恶性肿瘤的人群，患卵巢肿瘤的概率会相应的增加。

卵巢肿瘤分为多种，一般有单纯性囊肿、黄体囊肿、畸胎瘤、子宫内膜异位囊肿等，其他还有一些恶性的卵巢癌，一般需要月经干净后复查。如果肿瘤持续存在或者是增大，需要选择手术治疗，目前一般采用腹腔镜微创手术治疗，术中切除标本，做快速病理检查以决定手术范围。

对此，临床医生主要根据主观和客观两个指标进行判断。

主观评估

即患者本身的感受，比如雌激素下降会出现潮热、易激怒等更年期症状。

客观评估

主要通过 B 超检测卵泡的个数以及做血液化验。血液化验结果中常用到的是性激素六项，主要看其中的 FSH 和 LH 两项，也就是促卵泡激素和促黄体素。另外，还要看 AMH，也就是抗米勒管激素。通过判断这些激素的水平，来评估卵巢功能是否下降。

卵巢功能下降是一种进行性疾病，主要有以下表现。

卵巢功能减退

卵巢功能减退会表现出内分泌异常的症状。卵巢产生的卵子质量不佳，甚至可能会不排卵、月经不规律，如果大出血则容易贫血，还可能会闭经。

心脑血管病变

心脑血管病变也有可能是卵巢功能减退导致的。

甲状腺疾病

甲状腺疾病，很可能是卵巢衰退导致的。雌激素分泌出现不均衡，卵巢和身体的各个器官衰退，容易诱发各种甲状腺疾病。

卵巢功能差

卵巢功能差表现为衰老加速，皮肤粗糙、无光泽、皱纹增多，日晒后容易有色素沉淀。皮肤免疫力差，经常有皮肤炎症，受天气或者饮食、环境影响大，容易过敏、泛红。

三 输卵管疾病

输卵管是女性生殖系统的重要组成部分之一，它具有运送精子、摄取卵子以及把受精卵运送到子宫腔的重要作用。输卵管不通或功能障碍是女性不孕症的主要原因，造成输卵管堵塞或功能障碍的原因是急、慢性输卵管炎症，严重的输卵管炎症可造成输卵管完全堵塞。

虽然造成输卵管堵塞或功能障碍的原因以急、慢性输卵管炎症为主，但非炎症病变率却在逐渐增加，不可忽视。

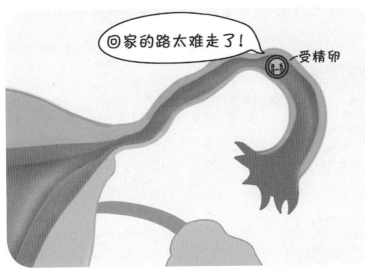

输卵管疾病

（一）输卵管不通的原因

先天性输卵管堵塞

因为先天性原因导致的输卵管堵塞，比较少见，先天性输卵管堵塞患者大多需要采用手术或激素治疗。

继发性输卵管堵塞

因为对子宫等输卵管邻近器官手术导致的女性输卵管感染从而导致输卵管堵塞不孕。

输卵管积水

很多患者输卵管积水的原因是患上了输卵管以及生殖器官的感染，主要是支原体、衣原体的感染。

生活中引起女性不孕的原因是比较多的，只要大家及早做好预防的工作，就能减少患病概率。所以，如果发现不适，就要及时就医。

（二）输卵管病变检查

输卵管病变在急性期表现为少腹疼痛、带下多、月经不调等盆腔炎性症状，慢性期即使发生输卵管堵塞或输卵管积液，症状也多不明显，应到医院进行以下检查。

超声检查

超声检查可发现输卵管结构异常及明显病变。

输卵管造影

输卵管造影包括 X 光显影及三维造影，辐射影响小，基本对患者生育无影响。

宫腹腔镜

宫腹腔镜创伤相对较大，但能准确诊断，而且能直接合并治疗，纠正盆腔炎症或粘连等。

马教授有话说：

1. 什么情况下需要做输卵管造影？

输卵管造影的检查是通过注入造影剂来显示子宫和输卵管位置、大小、形态、有无畸形、病变部位及范围的一种方法，根据检查结果来判断输卵管是否阻塞、阻塞的部位、子宫畸形等引发不孕症的原因。

经丈夫精液检查正常、性生活正常、排卵正常却没有怀孕，尤其是有盆腔性疾病、腹部手术史和做过流产后清宫术的女性，要考虑做输卵管造影术。输卵管造影一般选择月经干净后的 3～7 天进行，而且妇科检查和阴道分泌物检查必须正常。输卵管造影术前 3 天和术后 14 天，禁止性生活和盆浴等，以预防感染。

此外，输卵管造影术还有冲洗作用，还有松解输卵管周围轻度粘连，改善宫颈黏液环境等作用。

2. 输卵管造影术后是否需要避孕？

造影术后是否避孕和避孕时间是根据备孕妈妈及所用造影剂而定的。

造影剂有两种，为碘油和碘水。

碘油的优点是黏稠度高、密度大、影像清晰，流动性慢，摄片时间充裕，刺激性小，过敏反应少。缺点是吸收慢，可刺激组织发生肉芽肿，加重输卵管炎或引起慢性腹膜炎。

碘水的优点是黏稠度低，梗阻显示充分，流动快，一次性摄片，吸收快，可经肾脏排出。

造影术后，一般要求避孕 1 ～ 3 个月，以减少 X 线可能产生的影响。由于手术操作或其他原因，如有少许出血，可用抗生素预防感染，出血多则需要去医院就诊。

四 子宫疾病

子宫出现病变的临床症状，要看是子宫内膜病变，还是子宫肌瘤等疾病。女性出现子宫病变，往往出现阴道分泌物增多、颜色发黄、异味，伴明显的月经异常现象。病情严重的女性，可出现性交痛、尿频、尿血、阴道不规则出血等现象。

子宫发育不良，也称幼稚型子宫，是指子宫结构和形状正常，但体积较小，子宫颈相对较长，且可伴有痛经、月经稀少，甚至引起原发性或继发性闭经。子宫发育不良是造成不孕的重要原因，有报道称，子宫发育不良的患者在不孕患者中约占 16.2%，其中子宫性不孕占子宫发育不良患者的 30% ～ 40%。子宫发育和功能受遗传因素与生殖激素的调节，呈现与年龄相关的形态、组织结构、生理和内分泌功能变化，并与月经和生殖功能密切相关，导致子宫性不孕的常见原因有以下七种。

（一）宫颈管发育不良

可伴子宫发育不良，宫颈发育不良可导致宫颈腺体分泌功能不足。

（二）宫颈管闭锁与狭窄

这也是宫颈性不孕早期症状之一，常伴有子宫发育不全，第二性征大多发育正常。

（三）颈管位置异常

常伴有子宫体的位置异常，致使后穹窿变浅而失去了贮精池的作用，从而不利于精子的上行。

（四）宫颈肌瘤

宫颈肌瘤造成不孕的原因主要是颈管发生变形、狭窄，影响精子通过。这种情况下，宫颈性不孕早期症状主要表现为月经不规则，经血量增多，白带增多或改变，膀胱、直肠位置改变。

（五）慢性宫颈炎

临床表现主要是白带增多，白带的量、性质、颜色及气味也不同，有时可呈乳白色黏液状，有时呈淡黄色脓性、伴有息肉，形成时易有血性白带或夫妻生活时出血。可有腰、骶部疼痛，盆腔部下坠痛及痛经等，每于月经、排便或夫妻生活时加重。

（六）子宫肌瘤

子宫肌瘤的主要发病原因与女性性激素异常分泌和子宫组织对雌激素的高敏感性有关。子宫肌瘤属于良性肿瘤，在定期复查中未发现增多或变大可不做特殊处理。但出现阴道出血和经量增多、分泌物异常，下腹部包块压迫以及由此引发尿频、尿急、便秘、疼痛等压迫症状时，需尽快前往医院检查。

生活中很多女性害怕子宫肌瘤的出现使怀孕受到影响，其实，子宫肌瘤是否会影响女性正常怀孕，应该根据子宫肌瘤的情况来判断。如果子宫肌瘤体积小，长时间观察没有任何变化，女性可以正常怀孕。如果子宫肌瘤体积已经增大或者已经引发不良症状，应该先终止妊娠，通过合理的方式来控制疾病发展。否则，在子宫肌瘤体积较大的情况下，会影响子宫内膜给胎儿的营养物质供应，使胎儿发育受阻，让女性在怀孕早期流产的概率增加。

子宫肌瘤会有红色变性。女性出现子宫肌瘤，怀孕可能会受到影响，特别是子宫肌瘤有红色样变，说明子宫肌瘤变性了。在怀孕期间出现红色性变的可能性高，会引起女性恶心呕吐，身体发热，腹部明显疼痛，甚至可能引发早产，而这种肿瘤的变性也会让女性怀孕受影响。

女性出现子宫肌瘤，怀孕受到了影响，还可能和子宫肌瘤体积大，致使胎位异常、肠道梗阻有关。因为部分子宫肌瘤的生长位置比较特殊，加上本身体积增大，很容易让女性难产、产后出血，如果能够了解这一点，做好预防措施，可以降低子宫肌瘤带来的伤害。

出现子宫肌瘤可能会影响怀孕女性身体对营养物质的获取，因为子宫肌瘤的生长也需要营养物质的提供。在怀孕期间大部分女性会多补充营养，而这些营养很容易被子宫肌瘤获取，在子宫肌瘤获取较多营养的时候，它的体积增大速度加快，女性身体或者胎儿营养获取量少，同样会影响女性的正常怀孕。

马教授有话说：子宫内膜厚度，是不是越厚越有利于怀孕？

子宫内膜分为修复期（月经后期）、增生期、分泌期和月经期。孕卵着床与子宫内膜厚度和变化有着密切的关

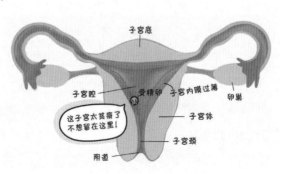

系，子宫内膜的厚度与卵巢的周期性变化和分泌的雌、孕激素相关。随着排卵期越来越近，子宫内膜的功能层就会慢慢增厚，排卵后子宫内膜为做好孕卵着床准备，宫腔上皮、腺上皮及间质发生变化，主要表现为细胞增生、分泌活动出现和血供增加。

每个女性的子宫内膜厚度变化都是不一样的，有的厚一点，有的薄一点。目前，国内外对子宫内膜厚度没有标准的定义和正常数值，通常认为受精卵容易着床的子宫内膜厚度是在8毫米左右，此时子宫内膜代谢达到高峰，而低于6毫米就薄了，在这样"贫瘠的土壤"中，孕卵很难着床，也就意味着成功怀孕的概率明显降低。

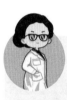 马教授有话说：什么是"宫寒"？

"宫寒"严格来说不是一个中医学术专有名词，因此很难在正式的中医学专著或教材上到找到相关记载。

宫寒可导致各种女性疾病。如月经病中的痛经，月经后期，月经量少且色黯、有血块；月经前或经期的小腹疼痛、得热缓解，肢冷畏寒；白带清稀且量多，大便溏稀；闭经、不孕等，都是"宫寒"的表现。宫寒导致妇科病多从寒凝胞宫、阻滞经络、气血不畅等病因病机进行论治。

所谓"宫寒"，顾名思义就是子宫寒冷。中医所说的"子宫"包括子宫、卵巢、输卵管等，称为"胞宫"。胞宫是女子产生月经和孕育胎儿的地方，因此胞宫正常，是受孕和胎儿生长的重要保障。

孕育胎儿就像种子发芽生长需要阳光一样，需要阳气温煦濡养，宫寒与不孕的关系在《金匮要略·妇人杂病篇》就有温经汤主治"主妇人少腹寒，久不受胎"。所以备孕妈妈日常生活中，尤其要注意小腹、腰部和脚部保暖，避免受凉，即使在炎热的夏季，也不要贪食生冷。平时手脚冰冷的备孕妈妈，晚上睡觉前，常用热水泡脚可改善局部血液循环，温暖全身气血，也可以食用一些补气暖身的食物，如核桃、枣、姜等，亦可在医生指导下定期用艾条灸神阙、气海、关元、涌泉等穴位，温通周身，增强体质。

女性朋友们一定要养成良好的生活习惯，远离宫寒。

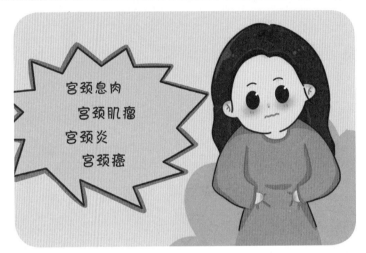

子宫疾病

五　盆腔炎

一般情况下，盆腔炎患者在备孕前需要到医院进行常规检查，建议先积极治疗盆腔炎症，炎症治好后再备孕。如果在感染盆腔炎时发现怀孕，要尽快在医生的指导下进行治疗。

（一）患病原因

现实生活中，并不是所有的妇女都会患上盆腔炎，仅有少数人群发病。这是因为女性生殖系统有自然的防御功能，在正常情况下，能抵御细菌的入侵，只有当机体的抵抗力下降，或由于其他原因使女性的自然防御功能遭到破坏时，才会导致盆腔炎的发生。

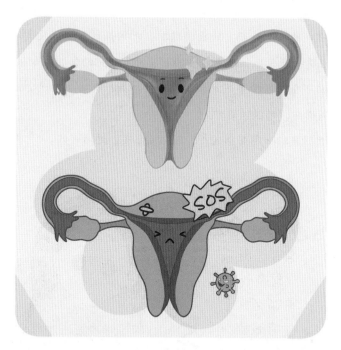

盆腔炎

（二）造成后果

盆腔炎即盆腔炎症，是指女性盆腔生殖器官、子宫周围的结缔组织、盆腔腹膜的炎症。慢性盆腔炎往往是因在急性期治疗不彻底迁延而来的，细菌逆行感染，通过子宫、输卵管到达盆腔，其发病时间长、病情较顽固。

（三）相关措施

在感染盆腔炎时如果发现怀孕，不要因为得了盆腔炎进行抗炎治疗就去流产，因为流产也可能加重盆腔炎或者导致出血、不孕等更严重情况。建议每天清洗外阴 1～2 次，保持外阴的清洁。保持勤换内裤，不要穿紧身的裤子，内裤要穿棉质。在饮食上要注意加强营养，宜少量多餐，以清淡食物为主，多饮水，忌食生、冷和刺激性的食物。

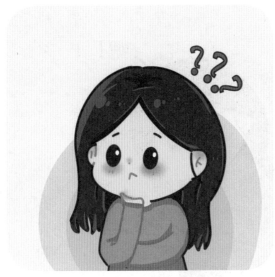

为什么会得盆腔炎

 痔疮

痔疮是一种常见疾病，俗话说"十人九痔"，如果不是十分严重，可以通过调节饮食来缓解这种疾病带来的痛苦，即使真的出现严重情况，也可以通过药物或者手术的方法来治疗这种疾病。

但是对于准备受孕的女性朋友来讲，在受孕之前尽量要根治痔疮。这不仅是为了怀胎十月过程中不会受痔疮干扰、影响孕期心情，更多的还是要考虑宝宝的健康。十月怀胎，孕妇身体承受着巨大的负担。活动量减小，身体结构发生改变，这会进一步增大患痔疮的概率，使症状更加明显、痛苦程度加剧。而且，受孕期间有很多药物是不能随便服用的。因此，治愈痔疮是孕前治疗措施中的重中之重。

（一）患病原因

孕妇的痔疮大部分出现在妊娠后期，即28周～36周。随着胎儿一天天长大，子宫也随之胀大。孕期，庞大的子宫会挤压盆腔，盆腔内的血液供应增加，继而压迫静脉，造成血液回流受阻。而原本孕妇的静脉压力就比较高，加之体内与日俱增的黄体酮，这会使得静脉血管弹性度

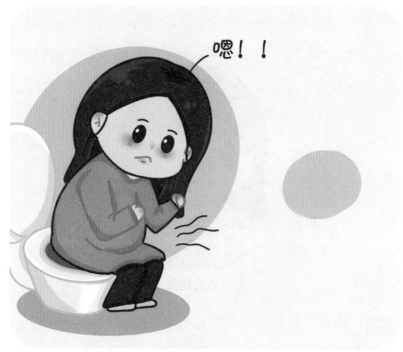

痔疮

急剧下滑，致使下身的血液回流减速，非常容易诱发静脉扩张，使血液更加难以返回心脏，再加上妊娠期间盆腔组织松弛，肛门附近的静脉会因此受压进而肿胀膨大。另外，由于直肠肛门部位受到子宫压迫而血行瘀滞，这也会促使痔疮的发生。特别是分娩前 1 周，孕妇会有便秘的情况出现，造成局部静脉曲张而形成痔疮。孕期女性肠胃功能不佳，易便秘，一旦排便不顺就会使劲，继而增大肛门附近的静脉压力，进一步加剧症状。如果在孕前曾经患有该症，孕期旧病复发的可能性会增大，甚至会更加严重。

（二）造成后果

众多患者反映，在大便后痔疮会有肿胀、出血、脱出的情况，因为大便后会刺激到肛门和痔疮形成的位置，从而造成局部肿胀、脱出和出血。

马教授有话说：

1. 得了痔疮肛门发痒需要注意些什么？

痔疮发痒有两种情况，一是由肛门分泌物流出导致的，二是由肛周湿疹导致的。

如果是肛门分泌物导致的，一定要用温水进行清洗（特别是在大便后），杀菌消炎，一日至少清洗2次，避免细菌滋生从而加重病情。肛周湿疹的患者一定要注意透气，不要让患处长时间接触热水，要穿宽松的裤子，避免肛门附近长时间湿度过高。孕妇可以吃木耳黄花菜汤、米醋煮羊血、木耳柿饼汤，也可以使用益生菌调节肠道，或者到医院开乳果糖治疗便秘，特别严重时可以适当使用开塞露。

2. 痔疮膨出，是热敷还是冷敷？

孕妇大便后痔疮肿胀建议短暂冷敷，缓解不适与红肿。在排便后，应先局部清洗，再用热毛巾按压肛门，顺时针和逆时针方向各按摩15次。可使用1∶5000高锰酸钾溶液坐浴，趁热先熏后洗患处，每日便后或早晚2次，每次5～10分钟。也可使用孕妇痔疮膏在肛门内挤药加外涂，将"肉球塞回"，1日3次，每次半支。

孕妇应经常进行"提肛锻炼"，用两腿合并，边吸气边夹紧肛门，边呼气边使肛门松懈，每次30遍，每日3次。

痔疮如果不影响正常生活，可以不用去医院，如果有出血、肛乳头肥大、肛瘘、肛裂等情况，应尽快就诊。

七　甲状腺疾病

甲状腺疾病中，导致不孕不育的多见于甲状腺功能减退，这是因甲状腺激素分泌不足而引起的疾病，也算是内分泌失调性不孕症中的一种常见疾病，女性发病率高于男性。

甲状腺功能减退有先天与后天之分，各个年龄段都可以发病。病情的轻重，主要依据临床表现症状和实验室检验指标等确定。如果疾病发生在青春期之前，常常影响正常发育，导致月经来潮推迟，月经量少，甚至闭经，第一、二性征发育不良。如果在成年期发病，常常表现为月经不调，出现月经过多或者经期延长。发生在晚期，则出现闭经，同时性功能明显减退。如果病情不严重，部分患者可以怀孕。不过先天性和病情比较严重的，发生不孕症的概率极高。

对于甲状腺功能异常导致不孕的病理机制尚无足够的认识，目前多从代谢异常、影响子宫发育、卵巢功能异常及自身免疫等角度进行解释。

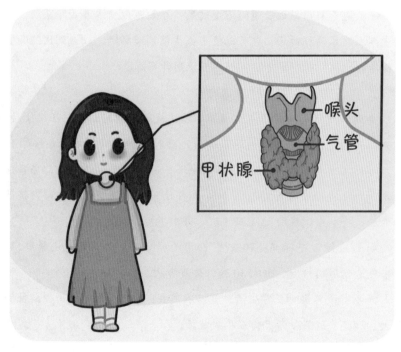

甲状腺的位置

（一）患病原因

甲状腺是人类最早发育的内分泌器官，自妊娠 12 周开始，胎儿的甲状腺即开始吸收碘，至妊娠 20 ～ 22 周调节甲状腺分泌的下丘脑 – 垂体 –

甲状腺轴基本发育完善。

碘是人体必需的微量元素，有"智力元素"之称，碘缺乏是智力障碍的主要原因，胎儿低甲状腺素血症，会导致大脑不可逆的损害。健康成人体内的碘的总量为 20 ~ 50 毫克，其中 70% ~ 80% 存在于甲状腺，是其用来合成甲状腺激素的主要原料。甲状腺素对我们人体的蛋白质、糖、脂肪三大营养物质的代谢有着重要的作用，是维持人体骨骼、神经系统，尤其是胎儿期大脑生长发育所不可缺少的激素。甲状腺疾病直接影响妊娠过程和胎儿的生长发育，母亲患甲状腺功能减退症可能会导致妊娠高血压综合征、胎盘早期剥离、流产、胎儿窘迫、早产等，所以必须引起我们的重视。

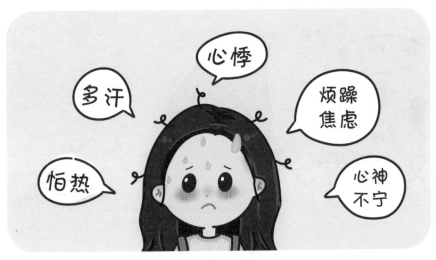

甲状腺疾病

（二）造成后果

甲状腺功能减退症合并妊娠可以导致胎儿甲状腺素下降，导致胎儿发育期大脑皮质中管理语言、听觉和智力的部分不能分化和发育。婴儿出生后会发展为生长缓慢、反应迟钝、面容愚笨的呆小症。

八 免疫性不孕

免疫性不孕是指由于生殖系统抗原的自身免疫或同种免疫而引起的不孕症。免疫性不孕占不孕症患者的 10% ～ 30%，分为狭义和广义。广义的免疫性不孕症是指机体在下丘脑 – 垂体 – 卵巢（睾丸）轴的任意一部分产生抗原免疫，女性主要表现为无排卵和闭经，男性表现为精子量减少和精子活力降低。我们通常所指的免疫性不孕是狭义的，即不孕女方存在抗精子抗体免疫，男方存在抗透明带免疫、抗子宫内膜抗体免疫、抗卵子抗体等免疫性因素，但其他方面均正常所导致的不孕。

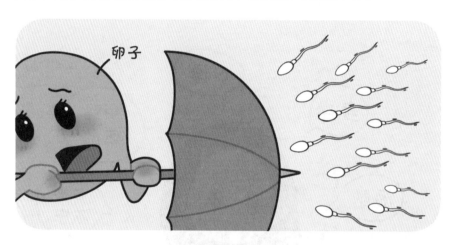

免疫性不孕

（一）患病途径

患病途径包括同宗免疫、局部免疫、自身免疫。其中同宗免疫，一般指同房后男方精液或精子在女方体内产生抗体，导致精子、卵子不能相互融合、受精，也是临床上最多见的免疫性不孕；局部免疫大部分因女方患有子宫颈黏膜疾病或子宫内膜疾病所致；自身免疫主要与女性自身免疫所引起的抗精子抗体有关。若夫妻双方各项检查均无异常，仍无法正常受孕，可以进行免疫学检查。平时男女双方均需要保证生殖器和

送给准妈准爸的备孕手册

外阴的合理清洁度，若清洁度不佳，可能会引起病毒、细菌感染，继而引起多种并发症。对于备孕时间较长、年龄较大的男女双方，应尽早进行检查，排除此类因素。

（二）造成后果

女方生殖道炎症促使局部渗出液增加，生殖道黏膜渗透改变增强精子抗原吸收的同时免疫相关细胞进入，天然佐剂——细菌、病毒等感染因子，增强了机体对精子抗原的免疫反应，导致生殖道局部和血液中出现抗精子抗体，使精子活力下降，阻碍受精进而导致不孕。抗精子抗体使精子凝结成块，阻止精子穿过宫颈黏液、阻碍精子活动。影响精子酶活动，抑制透明带和放射冠的分散作用，导致胚胎发育，最终流产。

一 精子质量下降

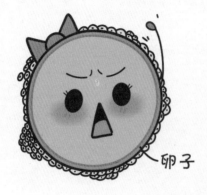

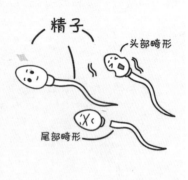

精子质量下降

（一）高温

　　睾丸是产生精子的器官，它十分娇嫩，温度一般比腹腔低 2～3℃。当环境温度升高时，睾丸的皮肤就会松弛，以便散热；当环境温度下降时，睾丸皮肤就会收缩，以利于保温，通过这样的调节方法确保精子的活力。研究发现，睾丸温度升高也是影响精子功能的一个重要因素。这一发现提示，男性尽量保证生殖器官不要受到高温刺激，特别是不要长期洗热水浴和桑拿浴，这两项会给阴囊增加温度，使阴囊处于高温状态下，破坏精子生成的最佳温度，影响正常精子的产生。

（二）吸烟

吸烟不利于生育，烟草中的有害成分可以通过血液循环进入生殖系统，直接或间接发生毒性作用，对精液的各种指标均有负面影响，尤其是精子前向运动百分率和精子形态。因为烟草中的尼古丁、镉以及吸烟引起的氧化损伤，易引起精子细胞损伤性增加和自我修复能力下降等多种不良因素，男子吸烟还有可能引起精子的畸变。

（三）酗酒

正常人经常或大量饮酒、酗酒，会影响健康。结婚后的夫妻，任何一方经常饮酒、酗酒，不仅会影响精子或卵子的发育，造成精子或卵子畸形，使孕妇一开始在体内获得的就是异常受精卵，还会影响受精卵的顺利着床和胚胎发育，出现流产。同时，酒精可以通过胎盘进入胎儿血液，造成胎儿宫内发育不良、中枢神经系统发育异常、智力低下等，这称为酒精中毒综合征。要想孕育一个健康而聪明的宝宝，准备怀孕的夫妻，任何一方，都务必在计划怀孕前的 6 个月甚至 1 年，停止大量饮酒，改变酗酒的嗜好。

（四）药物

有些药物对精子有很大的损害，如吗啡、氯丙嗪、红霉素、利福平、解热止痛药、环丙沙星、酮康唑等，这些药物造成受精卵质量不佳，引起不育症、习惯性流产的部分原因就是精子受损所致。

很多药物对男性的生殖功能和精子质量会产生不良影响，如抗组胺药、抗癌药、咖啡因、吗啡、类固醇、利尿药等。含有药物的精液会在同房时，经黏膜吸收后进入女性的血液循环，对受精卵造成损害，从而导致低体重儿和畸形儿的发生概率增大。这些药物不仅可致新生儿缺陷，还可引发如婴儿发育迟缓、行为异常、颅脑肿瘤等疾病。因此，在妻子准备怀孕时，丈夫用药要慎重，或等丈夫病愈停药半年以上后妻子再孕。

（五）辐射

常见的 4 种辐射（核辐射、X 射线、热辐射、电磁辐射）会影响男性精子的数量及质量，从而导致不孕不育的发生。

核辐射

核辐射对男性睾丸来说，破坏作用最为强大，很容易导致男性不育。睾丸是人体器官中对辐射最为敏感的器官之一，低剂量的辐射也足以使精子质量显著下降，甚至可造成暂时性无精子。200 ～ 300 伦琴的辐射可造成生精障碍，600 ～ 800 伦琴的剂量则可使生精功能完全丧失，失去正常的生育能力。

X 射线

研究表明，大剂量 X 射线可造成精子畸形、数量减少、质量低下，影响生精细胞的遗传基因，使后代产生严重的遗传效应，由此造成流产、早产、胎儿畸形等现象。

热辐射

热辐射也是造成精子质量下降的重要因素和常见原因，睾丸对热十分敏感，睾丸产生精子过程的适宜温度是 35.5℃，当温度升高 2 ～ 4℃时即可发生生精障碍。睾丸持续处在温度超过 45℃的环境 2 小时以上，即会阻碍精子的生成和精子的活动力。

电磁辐射

长期大量地接触电磁波，可使敏感的男性睾丸内生精细胞严重受损，发生细胞核断裂和胞浆破裂，最终导致生精障碍和不孕不育。

（六）肥胖

研究发现，BMI 在 20 ～ 25 的男性拥有较高水平的正常精子，而超重和肥胖者不仅精液量（精子数量）较少，而且正常精子数量也不多。肥胖男性拥有较少精子的概率在 60% 以上，带有异常精子的概率也在

送给准妈准爸的备孕手册

40% 以上。

为什么肥胖会影响男性的精子数量和质量？现在获得广泛认同的观点有三种：一是脂肪组织会影响到性激素代谢，由此可能妨碍精子的生成和精子质量。二是温度可能对精子生成造成负面影响。人的正常体温是 37℃ 左右，而精子生成的最佳温度要比正常体温低 2℃。肥胖男子脂肪较多，因而他们的体温比正常人更高。阴囊部位的温度高，会直接影响到睾丸的生精能力，造成精子生成减少，即使精子生成数量不受影响，但生成后的精子质量也会受到影响。三是肥胖会引发糖尿病或隐性糖尿病，此病也会对精子造成损害，并因此影响男性的生育力。

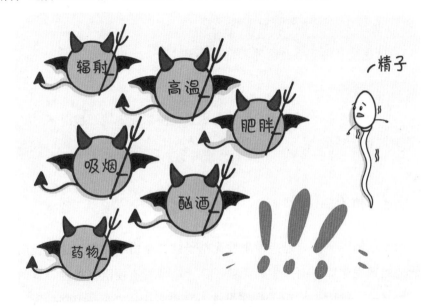

影响精子的因素

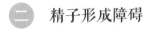 **精子形成障碍**

导致精子形成障碍的原因主要有 6 种。

遗传性疾病

常染色体或性染色体异常影响睾丸生成精子，如克氏（Klinefelter）综合征等。

先天性睾丸异常

睾丸发育异常或睾丸位置异常均能使精子生成障碍。

睾丸本身病变

如睾丸外伤、炎症、扭转以及睾丸血管病变。

内分泌疾病

垂体功能亢进或低下、垂体肿瘤、肾上腺功能亢进或低下、甲状腺功能亢进症或甲状腺功能低下均可影响精子生成而造成无精子症。

严重全身性疾病和营养不良

严重全身性疾病和营养不良可致无精子症。

放射损伤

放射损伤特别是细胞毒性物等因素，使睾丸生精细胞损害，严重时可致无精子症。

三 精子运输障碍

精子运输障碍主要是指梗阻性无精子症，是由于输精管道的梗阻使精子的运输发生障碍而产生的无精子症。输精管道梗阻是男性不育的重要病因之一，梗阻性无精子症在男性不育患者中占7%～10%，无精子症患者中，梗阻性原因所占的比例较多，为42.4%～48%。

（一）睾丸内梗阻

睾丸内梗阻占梗阻性无精子症的15%，后天性因素多于先天性因素（引起睾丸网和睾丸输出管间的功能障碍），后天性因素如炎症性和外伤性梗阻，常伴有附睾和输精管的梗阻。

（二）附睾梗阻

附睾梗阻是梗阻性无精子症的最常见原因。先天性附睾梗阻常伴有先天性双侧输精管缺失、附睾远端部分缺失和精囊发育不良，梗阻的原因主要是近端的附睾管腔内纤维化所致。获得性附睾梗阻主要来自急性附睾炎（如淋菌）和亚临床型附睾炎（如衣原体）。急、慢性外伤也可导致附睾损伤，也可源自外科手术梗阻，如附睾囊肿切除，附睾远端的手术操作。

（三）输精管梗阻

输精管梗阻最常见的原因是因节育而行输精管结扎术，也可发生于疝气修补术后。

先天性梗阻

梗阻可发生于输精管道的任何部位，从睾丸网、附睾、输精管直到射精管开口。先天性双侧输精管缺失是最常见的先天性输精管因素，常为纤维囊性病的并发症。

获得性梗阻

主要为生殖系统感染、输精管结扎切除术、腹股沟区的手术意外损伤输精管以及疝气修补术中应用补片后出现输精管周围的炎症反应导致输精管阻塞。

功能性梗阻

干扰输精管和膀胱颈部神经传导的任何因素都可导致不射精或逆行性射精，常见的原因有神经损伤和药物。

（四）射精管梗阻

射精管梗阻在梗阻性无精子症中占 1% ~ 3%，主要原因有囊肿性和炎症性两种，囊肿性通常是先天性的。

（五）精道远端功能性梗阻

可能是局部神经性因素所致，由于输精管平滑肌无力或射精管的高张力，这些异常与尿流动力异常相关，在青少年糖尿病或多囊肾患者中可观察到这些现象，但目前尚无病理依据，精子分析结果为无精子、弱精子、严重少弱精子。

第三节 性功能障碍

性功能障碍是指不能进行正常的性行为，或在正常的性行为中不能获得满足。一般分为心理性性功能障碍和器质性性功能障碍，心理性性功能障碍多数没有器质性病变，而是因为心理因素造成的。器质性性功能障碍主要是指阳痿、早泄、不射精等。

性功能是一个复杂的生理过程。正常性功能的维持依赖人体多系统的协作，涉及神经系统、心血管系统、内分泌系统和生殖系统的协调一致。除此之外，还须具有良好的精神状态和健康的心理。当上述系统或精神心理方面发生异常变化时，将会影响正常同房的进行和质量，表现出性功能障碍。男性性功能障碍主要包括性欲障碍、阴茎勃起障碍和射精障碍等。

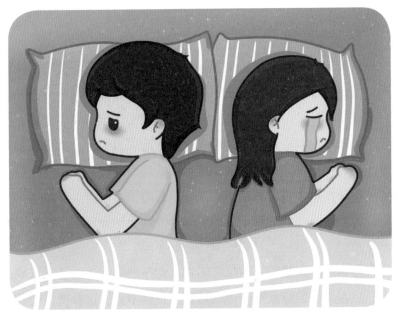

性功能障碍

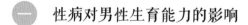

第四节 性 病

一　性病对男性生育能力的影响

性病通过对泌尿生殖道的反复感染，一是引起前列腺炎可致射精管水肿，受压引起梗阻；二是侵袭附睾，造成附睾炎从而导致输精管道水肿甚至梗阻以及相邻睾丸实质的萎缩。尿道及前列腺的感染会影响精子活力，影响精液质量，除此之外，其他的性病如淋病、梅毒、淋巴肉芽肿等均会不同程度遗留下后遗症或出现并发症。性病对生育的影响很大，务必要及时到正规的医院进行检查和治疗，并与性同伴同时治疗，避免后遗症和并发症的发生。

二　性病对女性生育能力的影响

生殖道支原体、衣原体感染如果时间长，会导致输卵管变形，即便已经治愈了，已变形的输卵管也很难自行转变成正常的输卵管。精子与卵子在输卵管部位结合、受精后，被阻滞在狭窄变形的输卵管内，胚胎就会在那里不断发育，造成宫外孕。性病引起阴道炎时，大量脓细胞可吞食精子，使精子寿命缩短，质量降低。性病引起子宫颈炎时，排出的带有细菌的脓性液体可杀死精子。性病引起的子宫内膜炎会改变子宫内的环境，即使侥幸存活的精子与卵子结合成为受精卵，也不能在子宫内着床发育。

如果感染的时间很长，不仅有阴道、宫颈的感染，也会上行导致盆腔感染，一直未经治疗或断断续续治疗，长期不愈，这种情况会导致女性输卵管粘连变形，以致输卵管闭锁，从而导致不孕不育。

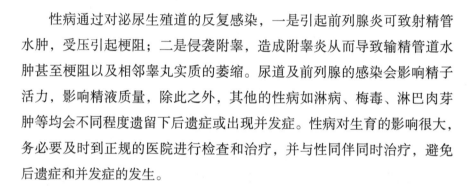

三　感染性病途径

检查出性病之后不要慌，应该仔细地询问医生自己该怎么解决这个问题。性病的种类有很多，如尖锐湿疣、淋病、梅毒、艾滋病、生殖器疱疹等，每种性病的病因、临床表现、治疗方法和感染途径各不相同。性病感染的途径主要是通过性传播、母婴传播、血液传播、直接或间接接触分泌物引起的传播。其中，最主要的传播方式是通过性接触进行传播。

大家平时要规范自己的同房，避免同时多个性伴侣，以免发生感染性传播性疾病。如果有高危的同房史，建议分别在同房后 1 个月、3 个月进行性传播疾病的筛查，以便确诊是否被感染了性疾病。如果在怀孕期间检查出来了性病，不同的性病有不同的处理方法，应该尽快地询问医生，并听从医生的指导和建议。

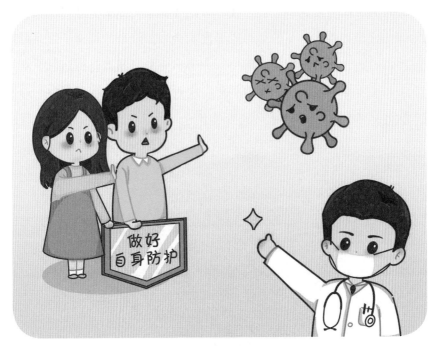

拒绝危险性行为

四　造成后果

（一）梅毒

梅毒是一种由梅毒螺旋体导致的性病，主要是通过夫妻生活进行传播，同时也会通过血液传播和母婴传播。孕妇如果检查出梅毒，是比较危险的一件事，因为它有可能通过胎盘传染给孩子，使孩子患上先天性梅毒。如果没有及时的治疗，还容易出现流产和早产的情况，胎儿的存活率不足 50%。

（二）尖锐湿疣

尖锐湿疣有可能通过母婴传播传染给孩子，HPV 病毒并不具有遗传性，所以不会影响到孩子的健康。检查出尖锐湿疣以后先不要慌，应该进行积极有效的治疗。

（三）淋病

淋病属于比较常见的性病，在怀孕期间如果被感染上淋病也是比较危险的一件事。首先，孕妇如果得了淋病会增加流产的概率，因为淋病导致的流产，在所有自然流产的孕妇当中占 32%。其次，孕妇得了淋病会产生很多并发症，如果非常的严重，还容易导致产后败血症、产褥感染，甚至危及生命。

送给准妈准爸的备孕手册

第五节 病毒感染与疫苗接种

在已知与人类有关的 300 多种病毒中，至少有 10 余种病毒能通过胎盘危害胎儿。胎盘对有毒物质及细菌等有一定的屏障作用，但由于怀孕早期的胎盘发育尚未完全，在母体罹患病毒感染时，病毒就很容易通过发育还不完善的胎盘进入胎儿循环。在分化快而未成熟的胎儿细胞内繁殖，诱发细胞染色体畸变，并抑制细胞的有丝分裂，从而影响胎儿器官的正常分化与发育。宫内病毒感染，对胎儿的影响与怀孕时期有关，在妊娠前 3 个月宫内感染病毒，胎儿患先天性畸形的发生率较高。感染得越早，发生畸形的可能性越大。严重时还可使胎儿在宫内死亡、流产或早产。

病毒主要通过三种方式使胎儿受到损害：一是直接感染精子和卵子，可导致早期流产；二是通过胎盘或脐带血侵入胎儿体内；三是分娩时通过产道感染胎儿。已知可导致胎儿畸形的病毒有风疹、流感、水痘、麻

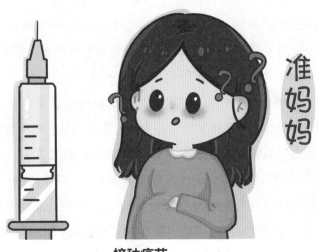

接种疫苗

疹、天花、脊髓灰质炎、腮腺炎、单纯疱疹、病毒性肝炎、巨细胞病毒等。其中，危害最大的是风疹病毒感染，常引起多种胎儿畸形，后面将专门介绍。

一 病毒类型

（一）巨细胞病毒

孕妇羊膜囊上的绒毛特别容易感染巨细胞病毒，一旦孕妇感染了巨细胞病毒，就很容易传染给胎儿，且可持续潜伏，直至婴儿期。这种感染可致小头畸形、视网膜炎、智力发育迟缓、脑积水、色盲、肝脾肿大、耳聋等。

大多数原发性感染的产妇和几乎所有非原发性感染的产妇分娩的新生儿最初都是无症状的。10%～15%最初无症状的新生儿在3岁前出现神经发育受损症状，这些新生儿的死亡率约为5%。此外，5%～15%无症状新生儿未来会出现后遗症。

（二）单纯疱疹病毒

孕妇感染单纯疱疹病毒可使胎儿发育迟缓，引起先天性畸形，如小头、小眼、脑积水及智力障碍。单纯疱疹常出现在孕妇的外阴部，分娩时胎儿通过产道可直接感染，如感染口腔、皮肤和眼睛，重者可累及中枢神经系统并扩散到多个内脏器官，表现为全身发热、皮肤疱疹、黄疸，甚至出现脑炎、循环衰竭而死亡。

新生儿疱疹感染分为播散型、单纯中枢神经系统感染型及疱疹型三类。播散型单纯疱疹病毒感染又称为全身弥漫型单纯疱疹病毒感染，可伴有或不伴有中枢神经系统受累，占新生儿疱疹病例的20%～25%。单纯中枢神经系统感染型又称为单纯疱疹病毒脑炎，占新生儿疱疹病例的35%，单纯疱疹病毒脑炎可能是病毒经神经细胞逆向轴突传播到大脑的，发病一般在出生后2周左右。疱疹型主要的临床表现是皮肤、眼、口腔或咽部出现疱疹，占新生儿疱疹病例的45%，通常在出生后10天左右出现症状。

送给准妈准爸的备孕手册

（三）流行性感冒病毒

流行性感冒是由病毒感染引起的，和普通感冒不同，其症状明显，可有高热或胃肠道症状，可以大流行或小流行。至于普通感冒，往往是受凉后呼吸道抵抗力减弱，出现鼻塞、流涕、咳嗽等症状，这种感冒对胎儿没有影响。在流感流行时，孕妇如不幸感染，一般影响不大，但在妊娠早期，如感染较重，可引起胎儿无脑畸形、唇裂、腭裂，若孕妇高烧，可致死胎。

常见症状包括咳嗽、发热、鼻炎、肌痛、头痛、寒战和咽喉疼痛，恶心呕吐等症状较为罕见，常见的体征有体温高、心动过速、面部潮红、流涕和淋巴结肿大。

感染人类的流感病毒分为 3 大类（A、B 和 C 型），A 型和 B 型是导致人类生病的主要原因，均与季节性流行病息息相关。A 型可导致大流行，在核蛋白抗原性基础上，A 型流感病毒还根据血凝素（H）和神经氨酸酶（N）进一步分为不同亚型。H1N1 就是 A 型流感病毒的特殊亚型，微突变导致不断产生抗原漂移，使之与之前的病毒抗原性完全不同，因此流感疫苗必须每年更新。

季节性流感是导致胎儿异常和死亡的高风险因素。在季节性流感期间，孕妇患流感发生并发症的风险大大增高。因此在季节性流感时期，建议孕妇接种流感疫苗。虽然病毒通过胎盘影响胎儿极为罕见，但是母体产生的炎症反应可能会间接影响胎儿。此外，出现流感症状的孕妇应当立即进行筛查和治疗。

（四）水痘－带状疱疹病毒

水痘－带状疱疹病毒主要是儿童发病，但孕妇免疫力低下者也可感染。水痘－带状疱疹病毒可引起胎儿肌肉萎缩、四肢发育不全、白内障、小眼、视网膜炎、视神经萎缩等。如果临产前数日感染水痘－带状疱疹病毒，则胎儿在宫内感染或出生时即患先天性水痘。假如孕期发生水痘肺炎，病程常为爆发型，有 10%～ 20% 的孕妇感染水痘后发展为肺炎，死亡率高达 40%。

胎儿发病率和死亡率与先天性水痘症候群发生有关。这种综合征以肢体发育不全、小头畸形、脑积水、白内障、宫内生长受限和智力缺陷为特征。若孕 20 周前母体感染水痘，那么先天性水痘症候群的风险为 0.4%～2%，这种症候群的发生被认为是子宫内水痘病毒被再次激活而胎儿抵抗原发感染的结果。

孕期带状疱疹较为不常见，发生率约为 0.1%。发生先天性水痘症候群的风险可以忽略，因为母体血液中的抗体阻止病毒通过胎盘感染胎儿。母体在分娩 5 天前或分娩后 2 天内急性感染病毒，新生儿感染发生率为 10%～20%，这是由于病毒经血播散通过胎盘时，母体中不存在病毒抗体。产后 5～10 天，婴儿开始出现症状，临床现象有所不同，可能是皮肤病灶，也可能是系统性疾病，死亡率约为 30%。由于目前尚无可以减少病毒传染的治疗方法，因此孕妇治疗的首要目标是减少母体患病率。

（五）腮腺炎病毒

孕妇感染腮腺炎病毒可导致胎儿发育畸形或死亡。

（六）脊髓灰质炎病毒

脊髓灰质炎病毒可致胎儿死亡，有的可出现新生儿一时性麻痹症。

（七）麻疹病毒

麻疹病毒能造成流产、早产或死产。研究表明，母亲在孕期中感染麻疹病毒，先天性心脏病的发生率显著增高，且经血清学证实在妊娠前 3 个月内感染柯萨奇病毒，可导致胎儿先天性心脏病。

（八）风疹病毒

风疹病毒是 RNA 病毒，通过呼吸道分泌物传播，多见于儿童。在成年人身上，风疹是一种自限性疾病，以皮疹为特征，皮疹初见于面颈部，迅速扩展到躯干和四肢，潜伏期为 12～23 天，感染期为起疹前 7 天和起疹后 7 天，25%～50% 患者是无症状的。孕早期，母体感染风疹，胎儿感染率为 50%，孕 12 周后下降到 1%。原发性母体感染的诊断应该进行血清学试验。胎儿感染的诊断包括胎儿血清 IgM 的检测或羊水病毒培养。

母体感染风疹的妊娠结局包括自然流产、胎儿感染、死胎或胎儿生长受限和先天性风疹综合征，其风险高低取决于孕龄。因此，有关胎儿风险和治疗的咨询应该个体化。

（九）HIV 病毒感染

根据美国疾病控制和预防中心（Center for Disease Control and Prevention, CDC）统计，在美国每年大约有 5 万人感染 HIV。其中 80% 通过性行为传播，20% 通过受污染的针头，其余的通过血液传播和母婴传播。

大多数感染人类免疫缺陷病毒（human immunodeficiency virus, HIV）的人群最终发展为 AIDS，死于机会性感染疾病或恶性肿瘤。如果不治疗，90% 的 HIV 携带者 5～10 年后会发展为 AIDS。使用抗反转录病毒药物治疗可以延长预期寿命，即使发展为 AIDS，平均存活时间也会超过 15 年。

如果在怀孕过程中检查出了艾滋病，应该尽快做阻断措施，如果想要孩子，可以注射免疫球蛋白，当孩子出生以后也应该尽快地注射免疫球蛋白，进行病毒隔离。艾滋病阻断并不是 100% 会成功的，还是有可能让孩子患上艾滋病，所以如果孕妇在怀孕过程中检查出了艾滋病，要慎重考虑是否需要终止妊娠。

在备孕前，要做相关的检查，其中就包括艾滋病筛查。在生活中应该洁身自好，不能进行一些高危行为，要对自己和自己的孩子负责任。艾滋病患者也有做母亲的权利，从开始备孕时，就应该有医生在旁指导，而且定期去医院做产检。

（十）乙肝病毒

乙肝病毒（HBV）是慢性肝炎最常见的形式。慢性乙肝病毒携带者在出现症状前可以连续多年传播疾病。感染常发生于幼儿期，常无临床表现，成为慢性带菌者。慢性乙肝病毒感染会导致慢性肝功能不全、肝硬化和肝细胞性肝癌风险增加。

最可能受影响的人群为新生儿，尤其在疾病高发并且缺乏对感染女性诊断的地区，婴儿很容易成为慢性病毒携带者。在有产前筛查和足够的新生儿预防的地区，年轻人群中传播的主要原因是暴露于受污染的血液制品、体液或性接触传播。

孕期急性乙肝病毒感染通常症状较轻，与致畸性和死亡率无关。治疗方法主要为支持疗法、对肝功能生化检测和凝血酶原时间的监测。除非患者患有急性肝衰竭或者持续性重症肝炎，否则不需要抗病毒治疗。未进展到晚期肝脏疾病的患者对慢性乙肝感染有较好的耐受性，但由于偶有肝炎发作，因此需要在各个孕期和产后均进行肝功能检查。

减少围产期传播风险是重中之重。孕产妇的一般筛查是筛查乙肝表面抗原阳性的妇女。肝功能生化检测和病毒载量的检查可以指导治疗方案。母亲患乙肝的婴儿应当接受主、被动免疫，在出生后 12 小时内接种乙肝疫苗。

因此，在孕期特别是孕早期应该尽可能少去公共场所，注意卫生，增强身体抵抗力，以减少感染机会，从而保证腹中胎儿的安全。

二　病毒感染途径和类型

（一）水平传播

水平传播是病毒在人群中不同个体之间的传播，包括病毒从动物到人的传播。常见的水平传播方式有以下几种。

经呼吸道传播

病毒经空气、飞沫等吸入人体而感染，如流感病毒、风疹病毒等。

经消化道传播

病毒污染了食物和水源，由人体经口食入而感染。如甲型肝炎病毒、脊髓灰质炎病毒等。

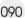

经皮肤伤口传播

人体经昆虫媒介的叮咬、动物咬伤或皮肤伤口直接接触病毒而感染。如流行性乙型脑炎病毒、狂犬病毒等。

经血液传播

人体经输血或血液制品，包括经注射、器官移植等途径引起感染，如乙型肝炎病毒、人类免疫缺陷病毒等。

经泌尿生殖道传播

人体由直接性接触而感染，如人类免疫缺陷病毒、单纯疱疹病毒等。

（二）垂直传播

垂直传播是病毒经胎盘、产道、哺乳由母亲传给胎儿或新生儿的方式，可经垂直传播的病毒有风疹病毒、人类免疫缺陷病毒、乙型肝炎病毒等。机体感染病毒后，可表现出不同的临床类型。依据有无症状，可分为显性感染和隐性感染。依据病毒滞留时间及症状持续时间长短，又可分为急性感染和持续性感染。

隐性感染

由于侵入机体的病毒数量较少、毒力较弱或机体的抵抗力较强，病毒在宿主细胞内增殖，但机体不出现明显的临床症状，称为隐性感染。隐性感染可使机体获得对该病毒的特异性免疫，保护机体免受该病毒的再次感染。隐性感染虽不出现临床症状，但病毒仍在体内增殖并向外界传播病毒，成为重要的传染源。

显性感染

由于侵入机体的病毒数量较多、毒力较强或是机体的抵抗力较弱，病毒在宿主细胞内大量增殖，出现明显的临床症状，称为显性感染。显性感染根据感染持续时间长短。分为急性感染和持续性感染。

（1）急性感染

病毒侵入机体后，其潜伏期短、发病急、病程数日至数周，病后常可获得特异性免疫力，机体可通过自身的免疫机制把病毒完全清除出体外，如甲型肝炎病毒。

（2）持续性感染

病毒侵入机体后，在体内持续存在数月、数年，甚至数十年，机体可出现临床症状，也可不出现临床症状而长期带有病毒，成为重要的传染源。持续感染按病程、致病机制的不同，可分为三种：①慢性感染。病毒侵入机体后，长期存在于血液或组织中，机体可出现症状，也可不出现症状，在整个病程病毒均可被查出，如乙型肝炎病毒引起的慢性肝炎。②潜伏感染。原发感染后，病毒基因潜伏在机体一定的组织或细胞中，但不复制增殖出具有感染性的病毒，此时机体既没有临床症状，也不会向体外排出病毒，在某些条件下病毒可被激活而急性发作，并可检测出病毒，如单纯疱疹病毒。③慢发病毒感染。经显性或隐性感染后，病毒长时间潜伏在机体内，潜伏期可长达数月至数年，此时机体一般无症状，一般也检测不出病毒，一旦发病，则呈亚急性进行性加重直至死亡，如人类免疫缺陷病毒的感染。

送给准妈准爸的备孕手册

三　造成后果

怀孕是很多女性一生中幸福美好的时期，却也是需要格外注意的时候，因为如果孕妇身体健康存在隐患，可能会累及宝宝，而且孕期用药也有很多禁忌，不是什么病都能得到及时治疗。那么怀孕期间感染病毒会有不良影响吗？

怀孕过程中如果感染病毒，那么病原体就会从身体各处进入身体的内部，虽然表面上是伤害孕妇，但是孕妇和胎儿是一体的，病毒也会通过各种途径危害到胎儿，严重的甚至会造成胎儿发育异常。

一般来说，常见的病毒感染首先就是风疹病毒。如果在怀孕期间感

染上风疹病毒,危害是很大的。风疹病毒会首先危害到心血管方面,具体就是危害动脉,如肺动脉等等,此外还会引发一些先天性疾病、智力问题、生长发育等问题。如果不幸感染巨细胞病毒,最常见的危害就是容易导致早产类问题,以及新生儿黄疸、肺炎等问题,也会有少数概率患上畸形等情况,也有一些在出生时没有症状,但是会在一段时间后出现上述症状。

马教授有话:家有宠物影响怀孕吗?

宠物可以为家庭带来很多乐趣,但是对有孕妇的家庭来说,有些人会担心宠物会不会携带微生物、病毒、细菌,会不会对孕妇和胎儿产生一些不利的影响。那么孕妇到底可不可以养宠物呢?

其实按照防疫要求家养的宠物携带狂犬病的极少,但是要特别注意,在怀孕期间,需要定期给宠物体检和打预防针,一般来说次年的疫苗应该比上一年的注射时间提早半个月到一个月,避免在疫苗快要失效的时候发生意外。另外,要注意宠物的清洁卫生,粮要营养均衡,以提高宠物的抵抗力。宠物要勤洗澡,特别注意清洗眼耳口鼻和脚趾,孕妇要防范被宠物抓伤咬伤。再之,还要注意家中消毒,尤其是宠物生活的地方,要及时清理宠物的排泄物,保持干净,以减少孕妇接触跳蚤、蚊子、苍蝇的机会和被叮咬的概率,保证宝宝健康生长。

孕妇在怀孕期间还是不要过多接触宠物,尤其是一些对宠物皮屑或毛发过敏的孕妇,应避免接触宠物后引起不必要的麻烦。对有不良孕产史的备孕妈妈来说,弓形虫、单纯疱疹病毒和巨细胞病毒,微生物病原体对孕妇影响非常大,在早孕期间会导致先兆流产、流产,还会在早孕期间影响胎儿的生长发育,引起胎儿畸形。有反复流产史的孕妇,在早孕期间应尽量避免饲养宠物,如果家里有宠物,在准备备孕时,需要把宠物送到亲戚家寄养。

第六节 安全用药

妊娠期和哺乳期（分娩期）是妇女一生中的特殊时期，由于胎儿处于发育过程，各器官发育未完善，孕期如果用药不当，对孕妇、胎儿、新生儿都可能产生不良影响。目前，随着母乳喂养比例不断上升，也需要考虑哺乳期用药的安全性和毒性的问题。充分了解妊娠期和哺乳期（分娩期）的药代动力学特点，掌握药物对胚胎、胎儿、新生儿的影响及影响程度等非常必要。

一 药物对妊娠母亲的影响

孕妇在体内孕育新生命的期间，其身体的呼吸系统、消化系统、泌尿系统、内分泌系统、血液循环系统较未受孕前均出现明显的生理变化。因此，此时服用药物，孕妇对其吸收、分布、代谢和排泄都与常人不同。怀孕期间，对于用药安全的问题应格外重视，但也不能因噎废食、对疾病坐视不管，这样对于母子的安全危害更大。因对西药的毒副作用心怀恐惧，转而选择中药进行治疗的孕妇不在少数，她们认为中药药性缓和、无毒副作用，并不知道一些中药中含有的生物碱等成分也是有毒性的，会严重影响胎儿的生长发育。此外，中药还有"十八反""十九畏"之说，几味药性相冲的中药合用，毒性更增，在怀孕前 3 个月，还易引起胎儿畸形、早产、流产甚至死胎。因此，若孕期生病，一定要及时就医，在医生的指导下选择恰当的服药时机和方法，服用符合孕期安全等级的药物进行治疗。另外，在怀孕后应格外注意饮食起居，劳逸结合，争取少生病，少吃药。

送给准妈准爸的备孕手册

二　药物对胎儿的影响

胎盘中含有大量的能影响药物代谢的酶，妊娠 8 周的胎盘便能参与药物的代谢。胎儿的肝脏是药物代谢的主要器官，胎儿的肾脏是药物排泄的主要途径，多数药物经胎盘转运进入胎儿体内，影响胎儿肝脏、脑器官。

受精后 1 ～ 2 周，受精卵尚未种植于子宫内膜，一般不受母体用药影响。

受精 2 周后，受精卵刚刚种植于子宫内膜，胚层尚未分化或分化程度不高，对药物高度敏感，极易受到药物损伤。如受损严重可造成胚胎死亡而发生极早期流产；受损不严重，可完全修复并继续发育不产生影响或无影响。

受精 3 ～ 8 周，胚体（胚胎）迅速发育发生一系列复杂变化（原始的头部和外耳、四肢和手掌、心脏等器官形成），胚胎对药物很敏感，用药不当主要表现为结构畸形并伴随胚胎死亡和自发性流产。

受精 8 ～ 12 周，是胚胎发育的重要阶段，各器官高度分化，迅速发育，细胞快速分化增殖，易受到干扰和抑制，因此对药物的敏感性极高，称"高敏感期"。用药不当可造成流产、先天畸形或永久性缺陷（神经系统的畸形多发生在妊娠第 15 ～ 56 天，心脏的畸形多发生在妊娠第 20 ～ 40 天，眼部的畸形多发生在妊娠第 24 ～ 39 天，四肢的畸形多发生在妊娠第 36 ～ 55 天）。

胎儿发育至 16 周左右，胎儿绝大多数器官已经形成，药物致畸的敏感性降低，但是中枢神经系统、免疫系统、生殖系统等在整个妊娠期间持续分化发育，易受药物不良影响，导致组织器官发育迟缓和功能异常。其他器官一般不致畸，但根据致畸因素作用强度及持续时间也可以影响胎儿的生理功能和生长发育。

妊娠 28 周以后，几乎所有的药物都能通过胎盘到达胎儿体内，同时，由于许多器官是同时期形成的，所以一种药物也可造成多发畸形。

（一）西药对胎儿的影响

美国食品药品监督管理局（FDA）根据药物对胎儿产生的影响及危害，将药物分为A、B、C、D、X共5个级别，在全球广泛使用。

A级

在人类进行过病例对照研究，妊娠3个月时应用未发现对胎儿有害，且随后6个月也未发现对胎儿有害的证据，可能对胎儿影响甚微。常见的药物如维生素等。

B级

在动物繁殖性实验研究中发现对胚胎有一定影响，但在人类中尚未有相关研究证实，或在动物繁殖性研究中表现出的不良反应，在妊娠3个月妇女中未得到证实（其后6个月也未显示对胎儿有害的证据）。常见的药物如青霉素类、头孢菌素类抗生素等。

C级

尚无较明确的动物实验及人类试验研究证据，或虽在动物实验研究证实其对胎儿有不良反应（致畸或杀死胚胎），但尚未在对照组中证实。此类药物只有在权衡对妊娠妇女的益处大于对胎儿的危害后，方可应用。

D级

已证明对胎儿有危险性，但对妊娠妇女利大于弊，且必须使用，如受到死亡威胁或患有严重疾病，应用其他药物无效时。

X级

已证实对胎儿有严重危险性，妊娠或即将妊娠的妇女禁用此类药物。

（二）中药对胎儿的影响

随着中医药知识的推广和普及，越来越多的妊娠期妇女和家人认为中药及中成药更天然安全，选择中医药治疗妊娠期疾病。孕期使用中药要根据《中国药典》《妊娠哺乳期用药指南》及国内药品说明书，结合现代循证药学研究等，指导妊娠期安全合理用药。另外，须注意不同孕周、不同年龄、不同炮制、不同剂型等使用中药（含中成药）要进一步科学规范研究，尽量避免或减少妊娠期用药的潜在危险。

中药从传统毒性（大毒、小毒）、妊娠禁用、忌用、慎用及妊娠药食两用的药材来区分，有其安全性等级区分意识，但是缺乏对孕哺乳期（分娩期）妇女安全用药的深入研究，因此，参照西医现代研究进展，对妊娠期安全用药现状进行分类研究。

A 级

安全性较高药食两用药物。此类药在生活中常作为食材或调味料，如粳米、大葱、生姜、紫苏等，可适当服用，在出现感冒、便秘等轻度不适症状时可作为首选。

B 级

"界限不明确"药物。此类药无明确文献、临床和实验室证据证明其安全性，或现有证据存在矛盾。既不是药食同源药材，也没有证据证明其生殖毒性或致流产作用，需要根据新的临床认识或实验证据不断定位，如多数补益中药党参、黄芪、地黄、黄芩、白术等。

C 级

慎用药物。此类药不具有禁用药的强烈毒性、明显致畸作用，也不具有忌用药的强烈致流产作用，但属于传统中药所具有的活血化瘀、破气消滞、清热泻下、辛温走窜等功效，影响胎儿正常发育可能性大，应该在病情必须使用的情况下对证谨慎使用。如半夏、桂枝、枳壳、黄连、栀子等。

D 级

忌用药物。此类药具有明显堕胎、致流产作用，但缺乏致畸、致突变的毒性研究及证据。如药性强烈的活血化瘀类药、历代医家用于终止妊娠的药物。使用后有明确的致流产作用，其他方面的不良影响较少。如牛膝、水蛭、虻虫、大黄、芒硝、附子等。

X 级

禁用药物。实验研究证实该药物或其中某一类化学成分具有明确或较显著的致畸、致突变或致死胎作用，或古今公认的毒性中药（包括含有毒饮片的中成药）。此类药物使用后会直接对胎儿发育造成不可逆转的影响，甚至导致母体的健康受损，不论如何采用辨证施治方法，此类药物禁止使用。如作为孕妇危险的抢救用药使用，应在使用后终止妊娠。如雄黄、砒霜、斑蝥、马钱子、蟾酥、麝香等。

三　妊娠期用药原则

（一）慎用药物

妊娠期是一段比较特殊的时期，在此期间一定要慎用药物，在确需用药时一定要谨遵医嘱，切勿盲目自行用药。

（二）正确选用药物

根据孕周大小（胎龄大小）用药。孕 12 周以内慎重选择用药，必须用药选择对母亲、胎儿健康有最大好处和最小危险的药物，根据药物分类分级，尽量选用 A 类药食同源的药物。

（三）合理用药

尽量选用临床证实应用时间长，副作用小及不良反应少的疗效肯定的药物，避免使用临床资料少和不了解的新药。严格掌握用药剂量，应选最小有效量，最短有效疗程，避免大剂量，长疗程，在医生评估病情得到控制后，应及时减药或停药。应尽量单一用药，当两种以上药物有相同或相似疗效时，应选用对胎儿危害小的药物，避免联合用药。

（四）避免疏忽用药

烟、酒、麻醉药均属药物范畴，可对胎儿造成危害，妊娠期应避免接触。

（五）其他

用药前应仔细阅读药物说明书，对于提及孕妇禁用的药物，不应使用，禁止使用已肯定致畸的药物。对于提及孕妇慎用的药物，应在医生指导下进行应用，孕妇不要随意使用非处方药，妊娠期间需要服用的所有药物，均应在咨询医生后方可使用。

四　妊娠期用药指导

（一）妊娠期皮肤病用药指导

妊娠期常伴各种皮肤病，包括炎症性疾病如玫瑰糠疹、痤疮、荨麻疹、银屑病、红斑狼疮；皮肤感染性疾病如病毒感染、细菌感染、真菌感染、疥疮、接触性皮炎等。为避免对胎儿产生不利影响，选择正确的药物治疗非常重要。

如果真菌感染仅涉及小面积皮肤，局部使用抗真菌药物即可，但如果皮肤感染面积大或感染涉及头发或甲组织，则通常需要一定疗程的全身给药。制霉菌素（B类）局部使用可以有效治疗皮肤或黏膜的念珠菌感染，且不被吸收，在整个妊娠期均可使用，可以作为口腔、肠道、阴道黏膜表面念珠菌感染的药物。大量数据表明，制霉菌素阴道给药不会产生胚胎毒性或致畸作用。抗细菌感染对于妊娠期皮肤细菌感染，使用局部抗生素杆菌肽（C类）、莫匹罗星（C类）、新霉素、多黏菌素B等未显示致畸作用，目前认为对于孕妇是比较安全的，但缺乏有关研究。抗病毒感染对于孕期尖锐湿疣，采用三氯乙酸以及物理治疗，比如液态氮冷冻疗法。抗寄生虫感染中孕期寄生虫感染如疥疮与虱子等，首选外用扑灭司林（B类），全身吸收少，副作用小。

糖皮质激素是治疗孕妇过敏性皮炎的首选药物，外用他克莫司（C类）和吡美莫司（C类）可作为糖皮质激素的替代药物，目前未见对孕妇造成不良影响的报道。对于患有难治性过敏性皮炎的孕妇，口服中等剂量的类固醇较为安全，环孢素也是一个选择，如泼尼松、泼尼松龙、地塞米松、氢化可的松、曲安西龙等。妊娠前3个月，应该使用属D类，中后期使用属C类。

皮肤消毒剂目前未见妊娠期局部使用酒精消毒剂发生中毒的报道，推荐使用酒精（乙醇）进行局部消毒。怀孕期应避免使用具有神经毒性的苯酚衍生物六氯酚，禁用含汞消毒剂。小范围、短期使用龙胆紫、结晶紫等药物是可行的。

（二）妊娠期心血管用药指导

妇女妊娠40周左右的这段时间，因心血管病用药很难避免，选用药物是较复杂难掌握的。

钙离子拮抗剂以硝苯地平最常用。早期动物试验显示硝苯地平可使母体血压降低、子宫血流减少引起胎儿低氧血症及酸中毒、发育不全的报道，大量的动物试验和临床观察证明，硝苯地平是较为安全的一种药物。口服硝苯地平对妊高征的微循环障碍及胎盘血流有明显改善，同时能有效抑制宫缩，延长孕周，预防早产。大量长期应用对母婴可有一定的不良影响，应用本药时应严密观察母婴的不良反应。

硝酸酯类药物常用于高血压和冠心病的孕妇，药物极易透过胎盘，对妊高征及胎儿急性宫内窘迫症有良好的效果，应用是安全的，但孕妇血压偏低应慎用。

抗心律失常药普罗帕酮较安全，可快速调节母体及胎儿快速性心律失常，尤其是对伴有胎儿水肿的室上性心动过速效果较好，长期应用应监测母体及胎儿的不良反应。

（三）妊娠期及并发症用药指导

妊娠高血压综合征、慢性高血压、妊娠合并高血压疾病的处理原则与未孕不同，需权衡降压药对子宫胎盘血流量和胎儿的影响，在孕期较合适的降压药物有无致畸作用B类的拉贝洛尔，口服不会减少胎盘血流灌注，反而有利于胎儿宫内生长。

妊娠合并糖尿病者，B 类的胰岛素（皮下注射）不易透过胎盘，是孕妇并发糖尿病者最安全的降低血糖药物。在胰岛素不能使用（过敏）时，孕期也可口服格列苯脲。

妊娠合并甲状腺功能亢进病情较轻者，一般不用抗甲状腺药物治疗，病情重者可用抗甲状腺药物治疗。首选丙硫氧嘧啶，因为该药透过胎盘屏障的比例更小。

（四）哺乳期用药原则

从药物进入乳汁的机制及已有研究分析，哺乳期妇女如能正确用药，对婴儿的风险可降至最低，将不产生影响。

药物的选择

首先考虑用药的必要性，尽量避免用药。在症状可以耐受时，可采用对因治疗、避免对症用药，能局部给药则避免全身给药。必须用药者，应选择分子量大、脂溶性低、半衰期短、乳药／血药比低、药物解离常数低的药物。对于可靠研究结论较少的药物，应尽量避免选择。

服药时间的确定

哺乳期妇女必须用药，应确定合适的服药时间，因乳汁中药物浓度随血药浓度波动。患者可在哺乳后立即用药，保证在下次哺乳时血药浓度已降至最低。口服药物还应考虑食物对药物吸收的影响，应选择母体最快的吸收方式服药，即一般药物空腹服，脂溶性高的药物进食时服。

用药疗程

哺乳是长期过程，如哺乳期必须长期用药，药物对婴儿有较高风险时，应考虑暂停哺乳。如短期用药（呼吸道感染），应尽可能考虑缩短用药疗程，病因消除，应立即停药。

恢复哺乳时间

根据药代动力学，药物在最后一次给药经历 5 个半衰期后，血药浓度降至峰值的 3% 左右，此时血浆中仅有微量药物残留，乳药浓度也极小。如哺乳期妇女用药期间停止哺乳，则可以在停药 5 个半衰期后恢复哺乳。

五　哺乳期用药指导

（一）抗生素

不同抗生素在乳汁中排泄量差异很大，对乳儿影响均不能忽视。青霉素虽是微量进入乳汁，但仍是致敏的诱因，有引起过敏反应的可能。氯霉素类进入乳汁中的浓度虽不足以造成"灰婴综合征"，但微量即可伤害婴儿骨髓，使乳儿出现抗拒吮乳、吸乳，发生呕吐等不良反应。氨基苷类抗生素有链霉素、庆大霉素、卡那霉素、阿米卡星等，对新生儿的第 8 对脑神经和肾脏都有损害，应禁用。

（二）喹诺酮类药物

目前临床常用的为诺氟沙星、环丙沙星及氧氟沙星等。动物实验证明，会影响幼龄动物软骨生长，致婴幼儿软骨病变，并有中枢神经毒性作用。哺乳期妇女应禁用，以免影响乳幼儿的正常生长发育。

（三）磺胺类药物

磺胺类药进入乳汁的量相当于乳儿自服药量的 1/3，足以使葡萄糖 6-磷酸脱氢酶缺乏的乳儿发生溶血性贫血，特别是 6 个月内的婴儿体内缺乏这种酶，6 个月内婴儿及母亲不能使用该类药物。

（四）硝基咪唑类药物

甲硝唑、替硝唑等为广谱抗菌药物，常用于治疗滴虫性阴道炎及厌

送给准妈准爸的备孕手册

102

氧菌感染，在乳汁中的浓度与血浆浓度相似，能使细菌基因突变率增加，可能具有致畸和致癌作用，对乳儿的安全性尚不明确，最好不用。

（五）抗结核药

异烟肼为一线抗结核药物，乳汁中药物浓度高于血中浓度，其代谢产物干扰维生素 B_6 代谢。如母体不补充维生素 B_6，乳汁中异烟肼浓度足以引起婴幼儿发生维生素 B_6 缺乏，引起中枢神经系统的损害导致婴儿脑病、癫痫发作或反应迟钝，以及婴幼儿肝肾功能发育不完善。异烟肼半衰期长，易引起肝脏效应。

（六）镇痛药

吗啡或哌替啶是成瘾性镇痛药，出生 6 个月内婴儿呼吸中枢对此类药非常敏感，即便吮入含药量低微的乳汁，也易造成婴儿呼吸浅慢甚至呼吸停止。故乳母应禁用此类药物，阿司匹林、吲哚美辛在乳汁中含量多，小剂量安全，长期大量应用易引起乳儿出血、黄疸、酸中毒和惊厥，应慎用。

（七）镇静催眠抗惊厥药

癫痫病乳母服用苯巴比妥、苯妥英钠等抗癫痫药，会使婴儿出现高铁血红蛋白症，致血液缺氧，出现鼻尖、指尖发绀、甚至全身瘀斑、嗜睡和虚脱，服用地西泮可使新生儿体重下降和发生高胆红素血症。故哺乳母亲应避免长期服用这类药物。

（八）解痉药

乳母用阿托品、山莨菪碱、颠茄等，不仅会减少乳汁分泌，而且会使婴儿出现高热、口干、皮肤干热、潮红、瞳孔散大、躁动不安等症状，甚至发生惊厥，即使少量进入乳汁，也可导致阿托品中毒，故哺乳母亲应禁用。

（九）抗甲状腺药

乳母口服甲硫氧嘧啶、丙硫氧嘧啶等，乳汁中药物含量很高，婴儿吸吮后可抑制其甲状腺功能，产生皮疹及引起粒细胞减少等，故哺乳期应禁用。

（十）激素类药物

大剂量雌激素可抑制哺乳母亲的乳汁分泌，小剂量则可引起乳儿的内分泌改变。皮质激素应用于乳母，则可引发婴儿发育迟缓，故哺乳母亲应禁用激素类药物，包括口服避孕药。

（十一）抗肿瘤药

抗肿瘤药毒性大、副作用多，如环磷酰胺、氨甲蝶呤等，会抑制乳儿机体免疫和骨髓造血功能，应禁用。

（十二）泻药

乳母服用泻药，可使婴儿大便次数增加，故应注意。但可服用液体石蜡，它既不会减少乳汁分泌，也不会影响乳儿便次，但不能长期应用，否则会影响维生素 A、维生素 D、维生素 E 的吸收。

（十三）中成药

中药制剂中含有毒性，具有大寒大热、活血化瘀作用的草药及中成药都在禁用或慎用的范围之内。如巴豆、斑蝥、大戟、马钱子、麝香、乌头、含汞或铅的药物都应禁用，桃仁、红花、附子、肉桂、半夏等应慎用，复方青黛丸应禁用。有些中药会进入乳汁中，使乳汁变黄、或有回奶作用，如大黄、炒麦芽、花椒、芒硝等，应禁用。

第七节 外界因素

一　环境

最常见、严重的环境污染是工作环境的污染。据研究，丈夫长期处于铅、镉、汞、麻醉气体、化学物质及有机溶剂的工作环境中，或者在噪声、振动、高温、射线、辐射、废气、废水、废渣排放较多的地方工作，其妻子自然流产的概率会增加，而孕妇直接接触这些毒害物质的危害会更严重。对那些工作中不得不接触污染物的人，至少要在准备怀孕的3个月之前，转换工作环境，以确保下一代的健康。从事对胎儿有害职业的夫妻，尤其是女性，一定要在怀孕前6个月暂时离职。因为职业性或环境中的有毒物质会损伤精子或卵子，使它们的染色体发生畸变，因此凡是从事毒理实验室的研究人员、医院的麻醉师、手术室的护士，以及接触铅、汞、苯、镉、锰、砷、有机溶剂、高分子化合物的夫妻，或患有射线病、慢性职业中毒及近期内有过急性中毒等病史的女性，最好在怀孕前离开工作岗位。曾经有过2次不明原因自然流产的女性，在再次预备怀孕时，最好于怀孕前3个月离开工作岗位。

从事喷洒农药除草剂工作或远航归来的海员，由于睾丸中的精子受损，至少要在70天内避免让妻子怀孕，受损的精子大约经过70天才能从体内排除干净。生育年龄的妇女，为了将来能够孕育一个聪明健康的宝宝，对放射物、病毒、药物和化学污染物，一定要远离。

二　噪声

噪声不利于人体健康，对于育龄妇女的危害更是后患无穷。女性受到噪声干扰，噪声会刺激母体丘脑下部－腺垂体－卵巢轴系统，使母体内激素发生逆向改变，从而影响受精卵的正常发育。噪声的刺激，可引起母体激素和神经细胞改变，继而影响胎儿神经系统的正常发育，也可以通过干扰妊娠母体，间接干扰胚胎发育。噪声还可以直接作用于胎儿的遗传基因，引起突变致畸。

在一个安宁、卫生的优质环境中怀孕，由于夫妻对家庭环境又比较熟悉和放心，能做到精神放松、情绪稳定，有利于优生。

三 光电辐射

研究显示，太阳活动所产生的物理效应及有害辐射，会使生殖细胞的畸变概率增大。因为，太阳黑子在爆发时放射出的强烈紫外线、高能带电粒子流会产生线辐射，从而引起地磁暴、电离层扰动，及自然界中的大气、温度、环境的一系列改变，这一切对人的身体会造成很大冲击，尤其对生殖细胞的影响更大，会阻碍受精卵的着床及生长发育，使获得聪明的宝宝概率变小，甚至导致胎儿出生后智力不良。

马教授有话说：防辐射衣服有用吗？

电磁辐射环境可以显著增加异常妊娠的发生。

防辐射服有两种材料，一种是高导电性材料，衣服可以形成一个电路闭环，将电磁辐射反弹回去，选择银纤维防辐射服效果好，而且要选前后全围的。另一种是吸波材料，吸波材料含铜镍，对人体有伤害，孕妇不能用。

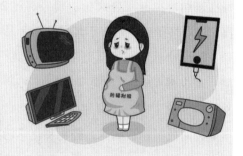

最佳安慰奖——防辐射产品

防护的三原则是距离防护、时间防护、空间防护。

送给准妈准爸的备孕手册

四　装修

现代家庭装修真是美轮美奂、富丽堂皇，但是，大家可知道这些豪华装修背后的污染？有些大理石等天然石材中含有氡、镭等放射性物质，如果采用了这些材料，相当于在家中安放了一台微型放疗机，尽管其辐射量很少，但日积月累几十年下来，其祸害可真不小。因此，一定要选用有国标合格标志的天然石材。

苯是油漆、涂料和黏合剂的溶剂和稀释剂，它的慢性毒性作用会严重影响骨髓造血功能，导致再生障碍性贫血和白血病。所以，在室内装修中可用甲苯、二甲苯或汽油代替苯作为溶剂或稀释液，不要购买含苯的涂料或黏胶剂。

甲醛是一种具有很强刺激性的可挥发性化学物质，能刺激人的眼睛、咽喉部、呼吸道，对细胞内的遗传物质有很强的损伤作用，它可引起基因突变、DNA 断裂以及染色体畸变等，对精子和卵子有很强的致畸、致突变作用。各类装修材料都在不同程度上含有甲醛，因此，选择装饰板材时，一定要选合格的材料，保证甲醛含量较低。房屋装修后，至少应让其通风 3 个月再入住，切勿装修完就入住。

五　饮食

当今的污染，对我们的饮食也有一定影响。有的塑料制品、塑料袋是由氯乙烯等有害物质做成的，特别是一些带颜色的再生低劣塑料袋，病菌和致癌物含量相当可怕。再生塑料袋使用的着色剂通常含有苯并吡，这是一种很强的致癌物质，与食品接触后，可能会转移到食品中，对人体造成慢性中毒。所以，盛装食油和饮用水最好不要用这些塑料制品。尤其盛放油条、豆浆、粥等热的食品时，致癌物就会释放出来。食品袋要以聚乙烯、聚丙烯制成的为宜。

注意食品包装的选择，不使用再生塑料做成的包装袋，塑料袋的印刷面不能接触食品，不用锡合金做成的水壶、酒壶，不用着色的陶瓷锅具、面盆、碗碟烧煮或存放酸性食品。孕前为了保证未来宝宝的身体健康，准父母也一定要注意饮食卫生，拒绝饮食中的各种污染。

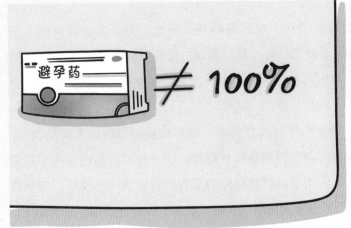

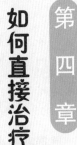

第四章

如何直接治疗排卵障碍疾病诱导排卵

很多女性在就医之前，对促排卵并无概念，当医生选择用此方法时，她们往往有很多疑虑。什么是促排卵？促排卵就是当卵泡无法自然、正常地排出时，使用药物促进卵泡生长发育，诱发排卵，从而达到生育目的。

促排卵主要用于治疗有生育要求，但存在排卵障碍的生育期女性。促排卵分为诱导性排卵和控制性卵巢刺激。诱导排卵就是诱导单个或多个卵泡发育，主要应用于治疗排卵障碍患者和宫腔内人工授精。控制性卵巢刺激则能够诱导多个优势卵泡发育，增加获卵率，多用于试管婴儿。

若存在以下情况的排卵障碍女性则不适合选用促排卵方式怀孕。

- 卵巢功能低下、卵巢早衰或卵巢促性腺激素抵抗综合征者。
- 先天性生殖道畸形或发育异常者。
- 双侧输卵管阻塞或缺失者。
- 有急性盆腔炎症或者严重全身性疾病不适合妊娠者。
- 对卵巢刺激药物过敏或不耐受者。
- 妊娠或哺乳期妇女。

此外男方无精子症者，即使存在排卵障碍，也不能进行促排卵。

另外，存在原发或继发性卵巢功能低下者；有血栓栓塞家族史或血栓形成倾向者，以及当患有性激素相关恶性肿瘤，如乳腺癌、子宫内膜癌、卵巢癌等治疗前后，需要经过专业医生的评估，来判断是否进行促排卵治疗。

正常生育期女性每月有多个卵泡发育，但只有一个卵泡成熟并排出卵子，而试管婴儿治疗过程中为了获得更多成熟的卵子，进而提高胚胎移植成功概率，就需要使用促排卵药物让原本要闭锁凋亡的卵泡也一起发育成熟。而且，促排卵并不会造成卵巢早衰，也不会减少卵巢的卵子。但试管婴儿促排卵排出的卵子并非越多越好，一般来说较为理想的获卵数是 10 ～ 15 个。因为在试管婴儿促排卵的过程中，如果获得的卵子数目太少，万一卵子质量低，可供移植的胚胎数目就少，就会面临无胚胎可移植的风险，但获得的卵子数目过多，会导致患卵巢过度刺激综合征的概率升高。除去卵子数目，卵子的质量也是非常重要的评价标准，每种促排卵药物都有各自不同的作用机理和特点，医生会根据患者的年龄、卵巢功能、治疗经历、激素水平、助孕方式等多种因素进行选择。每种促排卵的方案也都有着各自的优势，医生同样会根据患者情况来综合判断，帮助患者挑选最适合个人情况的促排卵方案。总之，促排卵方案没有哪种更好的说法，最适合自己的就是最好的。

目前使用的促排卵药物，均已长期在临床中应用，疗效确切，是比较安全的。这些药物在人体的作用时间比较短，在促排卵后人体的状态在下次月经来过之后基本会恢复，所以一般不会引起比较严重的副作用。虽然有患者会在用药期间出现腹胀、恶心、疲乏、下肢沉重等不适感，但属于极小概率事件且症状一般不会太严重。需要注意的是，促排卵期间出现任何不适症状都需要告知医生，及时调整治疗方案避免引发严重后果。

促排卵期间，患者只要和正常备孕的女性一样，尽量保持规律作息、健康饮食就可以了。另外，过分焦虑、紧张的情绪会影响卵泡的生长发育。所以，在促排卵期间要保持良好的身心状态，避免过度紧张焦虑。

一 人工周期排卵

人工周期一般是用于治疗月经周期不准时的患者，主要采用的是雌激素和孕激素序贯的治疗方式，治疗期间患者一般是会排卵的。这样治疗的话月经周期准时，排卵期也比较固定。人工周期治疗期间如果怀孕的话，孩子是可以要的，这个也是目前对于月经不准时导致不好怀孕女性的一种治疗手段。有助于恢复正常的月经。在这个阶段需要注意服药时避免出现漏服的现象，以免停药以后，出现撤退性的出血现象。

三　人工周期疗法

并不是每种月经不调都需要用人工周期疗法来治疗。因为人工周期疗法是用来调节激素的，对肝脏和肾脏都会有一些副作用，而且服用药物的时间至少 3 个月。

闭经是由多种因素引起的，可有肾虚、脾虚、血虚等原因。虽然激素能促进月经的到来，但部分患者不易接受，从长远来看，还会引起激素紊乱，甚至内分泌失调。如果病情不是太严重的，建议大家可以选用中药来进行综合调理。

 马教授有话说：

1. 服用避孕药失败后怀孕怎么办

同房后口服紧急避孕药，对胎儿的影响尚无明确的证据。因为，如果药物有作用，服用紧急避孕药后不应怀孕，现在服药后还是怀

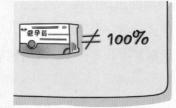
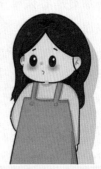

避孕药并不能百分百避孕

孕了，说明药物没有起到避孕作用。如果受到药物影响，胚胎很难发育成熟，可能会自然流产。所以胎儿发育正常的可以保留，后期定期产检就可以了。

2. 前、后位子宫与怀孕的关系

前位、后位和水平位的子宫都可以怀孕，怀孕以后的表现也没有特异性，只有个别情况下子宫和宫颈的夹角非常小，也就是前倾前屈位的子宫或者后倾后屈位的子宫才影响怀孕。由于子宫和子宫颈的夹角非常小，精子进入宫腔就比较困难，这样的女性容易出现痛经的表现，个别人不易怀孕。一般来讲子宫的位置是特有的，与韧带的长短有关联，正常情况下子宫可以呈前位、水平位或者是后位，它只是代表了子宫在盆腔中的位置，与怀孕没有必然的关联。

3. 经间期出血

月经间期出血，一般分为黄体功能异常和排卵期出血，黄体功能异常又分为黄体功能不全和子宫内膜不规则脱落两类。

黄体功能不全的患者可能表现为月经前出现阴道流血，多怀孕难和容易流产，可以在排卵期后使用孕激素等药物治疗。如果是子宫内膜不规则脱落，患者则表现为月经淋漓不尽或者月经结束后又出现少量出血。

可以针对病因选用有效的治疗方法。排卵期出血一般出现在两次月经中间，如果出血量不大，持续时间不长，可以观察不用治疗。如果出血量较大，影响到怀孕的一定要去医院找专科医生进行治疗。

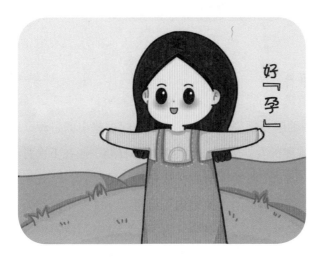

好『孕』

第 五 章

妊娠准备和前期监测

第一节 监测排卵

一 日期推算

排卵期是指卵细胞和周围卵丘颗粒细胞一起被排出的过程。以月经周期 28 天且比较规律的女性为例，女性的排卵日期一般在下次月经来潮前的 14 ～ 16 天。卵子自卵巢排出后在输卵管内能生存 1 ～ 2 天，以等待受精，男子的精子在女子的生殖道内可维持 2 ～ 3 天受精能力，故在卵子排出的前后几天里同房容易受孕。为了保险起见，我们将排卵日的前 5 天和后 4 天，连同排卵日在内共 10 天称为排卵期。

二 体温变化

一般卵泡期基础体温为 36.5℃，黄体期上升 0.5℃以上，因而出现双相表现，表示有排卵，若单相型无后期升高的体温曲线，提示无排卵，其准确率为 70% ～ 80%。如果在 24 小时之内，体温增高了 0.3 ～ 0.5℃，甚至更高，那么则表示处于排卵的状态。另外，基础体温也大略可以看出排出卵子的

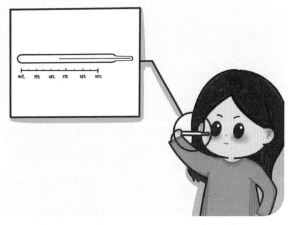

高温相大于 16 天，很可能已经怀孕

质量优劣程度。如果基础体温高温期较长，可以持续 13 ～ 14 天，那么就表示卵子的质量不错。

在进行基础体温检测时，需要从来月经的第一天开始，每天自然醒来后，躺在床上第一件事就是测口温。排卵前基础体温较低，排卵时是基础体温的最低点，排卵后基础体温升高，回升 0.3 ～ 0.5℃，一直持续到下次月经来潮前开始下降。

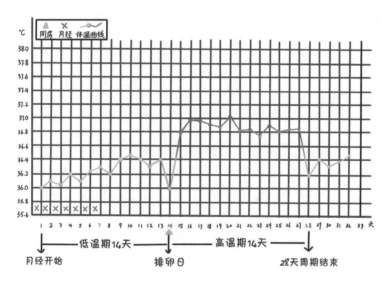

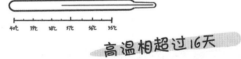

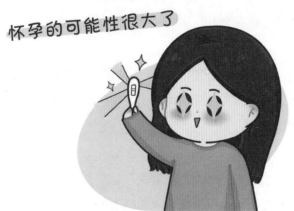

女性月经周期中的基础体温变化

三　白带变化

观察宫颈黏液，也就是看白带的情况，能估算排卵期。在一个月经周期中，白带并不是一成不变的，大多数时候，白带比较干、比较稠，也比较少。而在两次月经中间的某一天，白带又清、又亮、又多，像鸡蛋清，更像感冒时的清水样鼻涕，这天就是排卵期。这是由于排卵时产生了较高浓度的雌激素，作用于宫颈口的柱状上皮细胞，使它们分泌大量白带。

送给准妈准爸的备孕手册

四　试纸检测

正常月经周期一般是 28 天，下次月经来潮时往前推 14 天为排卵日，一般从月经后第 11 天开始测试，一直测试 6 天。但并不是每个女性均在月经中期排卵，部分女性测试 6 天期间可能都没有出现阳性结果。部分女性有时受环境、情绪及劳累影响，可能会提前排卵。

收集尿液前 2 小时应减少水分摄入，因为稀释了的尿液样本会妨碍促黄体素（LH）峰值的检测。

应观察和记录测试期间检测线色度的变化，若检测结果为阴性，但是检测线色度开始下降，也可作为促黄体素（LH）峰值。

试纸应在规定时间内观察反应结果，30 分钟后无效。有阴性检测结果，检测线的位置可能会出现一条浅浅的色带，隔一段时间后再观察。

使用前不能使试纸受潮或触摸反应膜，罐装试纸取出试纸后请立即把罐盖盖紧。试纸应在有效期内使用，过期后请勿使用。

尿液中的 HCG 会干扰试纸的检测结果，因此排卵试纸不适用于怀孕的女性，如果持续几天均出现 LH 的高峰，应先检测是否怀孕。

尚未见到一般常用药（如感冒药、抗生素、止痛药等）影响测试准确性的报告，但若注射或服用含有 HCG 的药物则会影响相关检测结果。

五　排卵监测

（一）排卵试纸

监测排卵准确一点的方法是利用排卵试纸检测，按照说明书上的方法检测尿液，如果结果呈阳性，则很可能在 36 小时内排卵。

（二）B超监测

如果想精确了解排卵情况，可以到医院做 B 超监测排卵。一般在月经来潮的第 10 ～ 11 天开始做，每隔 1 ～ 3 天做 1 次，直到检测到卵泡排出为止。B 超是产科常做的检查，孕期 B 超检查是安全的，不会对胎儿造成不良影响。

（三）核磁共振

MRI 与 B 超一样，都不属于放射性的检查，不会产生电离辐射。在临床实践中，做 MRI 检查大多是因为孕妇有其他疾病，需要进一步查明病情和治疗，而 B 超等常规检查又未能确诊。目前一般认为，孕晚期进行 MRI 检查是相对安全的，应尽可能避免在孕早期做 MRI。

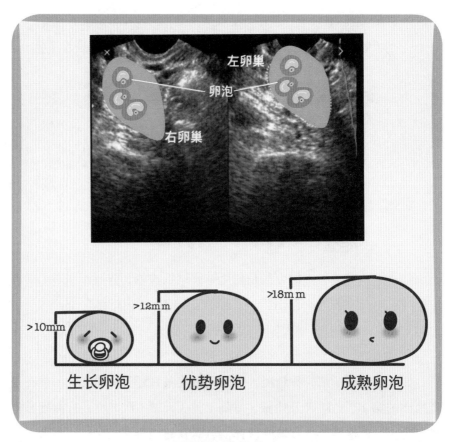

卵泡的形态和大小

第二节 夫妻生活

一 保持好心情

中国自古就有"肝郁不孕"之说。当丈夫和妻子情绪不佳、心情压抑或精神受到刺激时，妻子的卵子和丈夫的精子也都处于紧张的亚健康状态。有资料显示，对生育过程感到忧虑的妇女与不怎么担心这方面的妇女相比，前者的排卵数量和受精卵的数量分别比后者减少了20%和19%。

根据现代心理学和人体生物钟理论，当人处于良好的精神状态时，精力、体力、智力、性功能都最佳，精子、卵子的质量也高，此时受精，易于着床受孕，胎儿素质也好，有利于优生。反之如果存在忧郁、烦恼或急于怀孕的心情，就很难受孕，即使怀孕，胎儿质量也会受到影响，

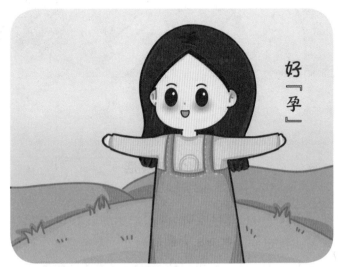

保持好心情

甚至会导致流产和宫外孕等。

　　夫妻感情不和睦，日常生活经常发生争吵，以致过度紧张、悲伤、忧愁、恐惧、抑郁，很多女性精神长期受刺激，使大脑皮层的高级神经中枢活动受到障碍，性中枢也不能发挥其效能，以至于内分泌、代谢等功能改变，生殖生理和性生理由此受到不良影响，导致孕育困难。

二　合理的夫妻生活

送给准妈准爸的备孕手册

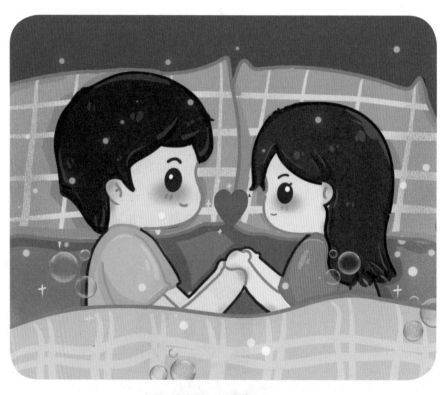

合理的夫妻生活

　　妇女的最佳受孕时机在排卵期，即月经来潮后第 14 天左右。这是由女性的生理特点决定的。正常生育期的妇女，每个月在一侧卵巢中有 1 个卵细胞成熟并排出。卵子排出后数分钟就可到达输卵管的腹部，并在那里停留达 2 天之久，但是它的存活力只有 12 个小时，如果在这段时间没有精子来会合，卵子就会死亡。一般认为，精子寿命为 48 个小时，只有一个精子能与卵子结合，其余精子都先后死去。因此，夫妇双方除了需要具备健康的精子和卵子，以及通畅无阻的输卵管外，还必须掌握女性的排卵规律，仔细观察和记录女性月经周期中的生理变化，掌握排卵前后的生理现象，使精子与卵子会合的时间要在成活期内。了解了排卵的具体日期，就可以知道哪天最容易受孕。容易受孕期可以是排卵当天或者排卵前 3 天。

此外，科学家研究发现，无论是精子数量还是质量都在下午 5～7 点达到高峰，而受荷尔蒙影响，女性大多数在下午 3～7 点这段时间排卵。因此，当高质量的精子遇到所排放出的卵子的时候，就开始了新生命的孕育与成长。在选择最佳受孕日里，营造一些浪漫的情调，夫妻先进行情感沟通，在夫妻双方的情感、思维和行为都达到高度协调时，带着美好的愿望和充分的激情开始同房，可以极大限度地发挥各自的生理潜能。在同房的过程中，调动一些手段以增强双方的性感，力图达到性高潮，特别是让女性达到性高潮更有利于优生。

第三节 成功妊娠的标志性身体变化

一旦怀孕，每个孕妇的心情都不一样，有的惊喜、有的兴奋、有的紧张、有的诧异，但都会有充实、坚强的感觉。一般来说，怀孕的早期女性会出现各种各样的征兆，但有些早期征兆并不明显，很多时候身体上的一些细微变化，会因为高负荷的工作而忽视掉，甚至可能导致一些无法挽回的局面。所以，了解怀孕早期的征兆是很有必要的。

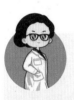

马教授有话说：运动对胎儿的影响

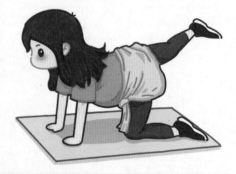

要正确选择孕期瑜伽

孕妇尽量不要突然剧烈运动。尤其是妊娠前3个月，胎盘与母体子宫的连接还不紧密，剧烈运动可能会使子宫受到震动而导致胎盘脱落，造成流产。突然剧烈运动后没有不适，也应注意观察休息。妊娠前3个月禁止同房，如果出现阴道出血、腹痛下坠及腰痛等情况时要及时就医。

孕期适当运动不影响胎儿发育，对顺利生产也有益，但要结合自身情况，运动幅度不要过大和过于激烈。怀孕后一定要注意健康生活、合理饮食，加强营养，规律作息，还要注意按照医嘱定期产检。同时，孕中期也可以适度同房，适度的同房不影响胎儿的发育，但要注意次数和动作幅度，不能太剧烈。

一　停经

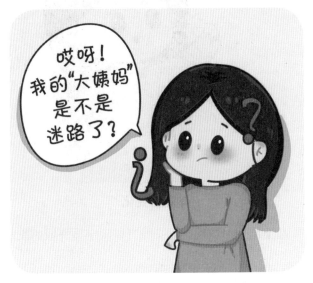

停经

月经停止是最主要和首先出现的症状。凡月经周期正常的育龄女性，在进行未避孕或不可靠的避孕措施的性行为后，如果月经超过正常经期10天未来潮，就很有可能是怀孕了。但并不是月经没有来就是怀孕了，停经的原因有很多，有可能是因为卵巢功能不好，或是激素分泌异常，或是精神紧张等。所以，发现自己月经迟来，还要进行进一步检查才是最安全的。

二　体温变化

妇女在怀孕后，机体的新陈代谢加快，由于妊娠黄体产生孕激素的作用，造成基础体温居高不下，一般应维持在37℃以上，且体温较为平稳。若体温低于此温度或者不稳定、波动较大，一定要引起高度注意，避免发生流产。这里所说的高温相并非发烧的体温，是指体温在36.9～37.2℃，这种高温相如果持续21天以上，且无其他异常反应，加

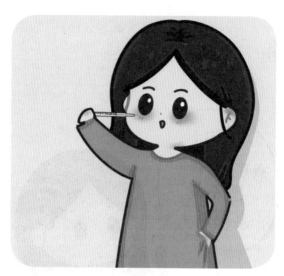

体温有变化

上月经停止，甚至出现早孕反应，一般可以认定是妊娠的表现。

 早孕反应

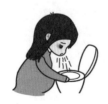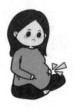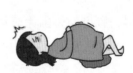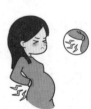

早孕反应

恶心、呕吐就是我们平时所谓的"害喜"现象，通常在早晨刚起床时出现一阵阵恶心或呕吐，有些孕妇甚至会一整天都会感到不舒服。这种情况大多在怀孕后 6 周开始出现，一般持续到第 12 周左右消失，属于一种正常生理现象，不必过分紧张，通常不需要治疗，只要保持心情愉快，情绪稳定，注意休息即可。

除此之外，由于怀孕后子宫逐渐增大导致膀胱日益受到压迫，常会有尿频的症状。怀孕初期还有人容易疲倦、嗜睡，好像永远也睡不饱。怀孕后由于雌、孕激素的作用，乳房的腺体再次开始生长，孕妇会觉得乳房胀、酸、痛，乳头及周围皮肤颜色加深。

　　中医学对于妊娠的早期诊断在症状与体征上与西医学基本一致。中医候胎的重要依据就是诊脉——滑脉。《胎产心法》记载，"凡妇人怀孕，其血留气聚，胞宫内实，故尺阴之脉必滑数"，妊娠脉，轻取流利，中取鼓指，重按不绝，把脉时，滑脉的感觉是"如盘走珠"，像玻璃珠在光滑的平面上滚动。诊脉可作为妊娠诊断的方法之一，但必须结合临床表现及相应的检查进行确诊。

　　早孕试纸可在停经后自行检测。如果怀孕了，试纸上会出现两条紫红色的短线；若没有怀孕，试纸上只有一条紫红色的短线。但要注意一点，在妊娠最开始的时候，试纸有可能测不出来。

第四节 医院就诊检查

确定怀孕的妇科检查可能是很多孕妇的第一次产前检查，除了明确妊娠与否，还有助于排除一些不良妊娠的情况，对于孕妇来讲是十分重要的。检查时要放松心情，可与家人一起去医院检查，从而在心理上得到更多支持和鼓励。

（一）尿液检查

通过化验尿液中的人绒毛膜促性腺激素（HCG），可在早期诊断出妊娠与否。当受精卵植入子宫后，孕妇体内可产生一种新的激素，即人绒毛膜促性腺激素，它的作用是维持妊娠，在受孕后10天左右就可以从尿中检验出来。这种检查比普通早孕试纸更加灵敏，其准确率达99%以上。

（二）血液检查

通过血液检查人绒毛膜促性腺激素、雌激素和孕激素是诊断早孕的最敏感方法。妊娠早期由于黄体分泌作用，孕妇血清中雌激素和孕激素明显升高，在受精后第6天胚胎的滋养层细胞开始分泌微量人绒毛膜促性腺激素，在受精后的第10天可从孕妇血清中检测到。

（三）B超检查

妊娠5周即可见到子宫增大及宫腔内妊娠囊的无回声图像，7～8周可见到胎心及胎动。妊娠12周后腹部逐渐增大，可触到胎头及肢体、听到胎心，妊娠4个月以后孕妇可自觉有胎动。此时，妊娠征象明显，易于确诊。

送给准妈准爸的备孕手册

（四）内诊检查

医生在严格消毒的条件下，对停经妇女可进行1次内诊检查。早孕的妇女其阴道壁及子宫颈变软，并呈紫蓝色。由于停经时间不同，子宫可出现不同程度的增大变软。

 马教授有话说：仪器检查是否会造成不良影响？

怀孕的前3个月尽量不要做X光或者是CT检查，因为这两项检查辐射很大，对胎儿会有影响。前3个月主要是神经和生殖系统发育的阶段，如果做辐射大的仪器检查，有可能会影响胎儿的神经和生殖系统发育，严重可以造成流产、胎儿畸形等。

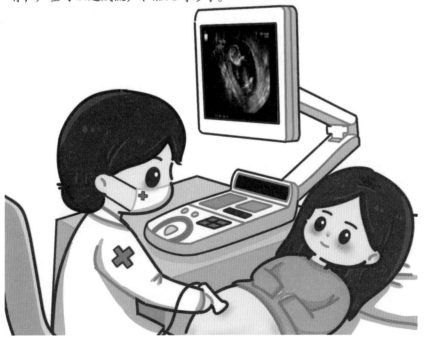

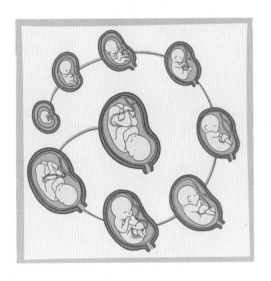

第六章 中医药特色养胎法

　　妊娠期是女性一生中十分重要且特殊的阶段，从男女双方备孕开始到胚胎在母亲体内发育成鲜活的小生命，对于母亲的生理、心理都是一个巨大的挑战。而孕期母亲的健康基础是决定胎儿健康与否的重要因素。

　　中医关于孕期养护的历史十分悠久，我国最早的中医妇产相关文献见于马王堆帛医书《胎产书》，养胎之说始见于《黄帝内经》，在《伤寒杂病论》中也有论述。到了南北朝时期，著名医家徐之才作《逐月养胎法》对胚胎生长发育进行系统论述，至此，对于胎儿在母体中的发育已有较为完备的认识。通过后世医家的共同努力，胎产学说内容逐渐丰富、完善，针对妇女孕育相应月份胎儿的发育情况，从食疗、起居、情志、禁忌等方面，提供相应的养胎、安胎中医保健措施，对妇女在十月妊娠期的卫生保健、饮食起居进行指导。本书将中医胎产养护知识与西医学知识相结合，对指导孕妇的围产期保健工作有十分重要的现实意义。

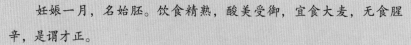

第一节 一月

妊娠一月，名始胚。饮食精熟，酸美受御，宜食大麦，无食腥辛，是谓才正。

妊娠一月，足厥阴脉养，不可针灸其经（如大敦、行间、太冲、中封、足五里等穴是也）。

足厥阴内属于肝，肝主筋及血。一月之时，血行否涩，不为力事，寝必安静，无令恐畏。

中医学认为，男女结合后形成的胎胚，种植于子宫满 1 个月时，尚属于非常不稳定的状态。而现代生殖学研究认为，卵子和精子相遇后形成的胚胎在第 1 周为卵裂期、第 2 周为二胚层期、第 3 周为三胚层期、第四周为体节期，此时受精卵已经在子宫内进行着床但还不能称之为胎儿，此时的胎儿还是一个小小的囊泡，囊泡会分化为两个部分，一部分发育成胚胎，一部分发育成原始胎盘，而因为孕激素的影响，孕妇此时已经可以通过尿检来检查是否怀孕。

中医分经养胎说中根据五行学说，认为胎儿的发育是从足厥阴肝经开始，即"四时之令，必始于春木，故十二经之养，始于肝胆"。肾主藏精，主司人体生长发育与生殖，新生命的开始源于父母先天之精相合，遵从五行相生的规律，胎儿的孕育应从肾水所生之肝木开始。胚囊初成，主要由肝经滋养胎儿，孕妈肝阴虚，喜欢吃偏酸的食物，促进消化、养肝血，最好不吃腥味重和辛辣刺激的食物。多吃面食、绿色蔬菜、豆类、蛋类、动物肝脏。

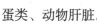
送给准妈准爸的备孕手册

"饮食精熟，酸美受御，宜食大麦，无食腥辛，是谓才正"，对于此时的孕妇来说，饮食要吃温热的，以原料为五谷杂粮的粥羹为宜。鸡鸭鱼肉等荤菜要烹饪至全熟，千万不可贪凉或直接食用过夜放置的食物。在保障孕妇饮食营养丰富的前提下，避免过食辛辣、肥甘厚味，以免助生湿热，导致胎热、胎肥、胎大难产，以及婴儿出生后皮肤易发疮疡痈毒。孕妈需调整好心态，忌生气动怒，中医五行学说中"木"的特性是生长升发，与妊娠1月胎儿开始萌芽生长的性质相符。

"妊娠一月，足厥阴脉养，不可针灸其经（如大敦、行间、太冲、中封、足五里等穴是也）"。在妊娠一月进行针灸时，应避免肝经穴位如大敦、行间、太冲、中封、蠡沟、膝关、曲泉、阴包、五里、阴廉、急脉、章门、期门穴。

"足厥阴内属于肝，肝主筋及血。一月之时，血行否涩，不为力事，寝必安静，无令恐畏"，妊娠早期应禁止房事，而在怀孕初期因为身体激素发生改变，孕妇会比未怀孕时更易产生情绪焦虑，因此保持宁静的生活状态有利于孕妇的情志稳定。孕妇需注意充分休息，避免不良情绪刺激以免扰动胎气，导致流产。

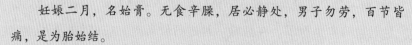

第二节 二月

　　妊娠二月，名始膏。无食辛臊，居必静处，男子勿劳，百节皆痛，是为胎始结。

　　妊娠二月，足少阳脉养，不可针灸其经（如窍阴、丘墟、阳辅、绝骨、外丘、阳陵泉等穴是也）。

　　足少阳内属于胆，主精，二月之时，儿精成于胞里，当慎护惊动也。

送给准妈准爸的备孕手册

　　中医学认为，妊娠二月时已开始进行形态发育，即"膏之始，真气方遇，如桃花凝聚……如泥在钩，如金在镕，惟陶冶之所成"。现代生殖学认为第5周到第8周是胚胎的完成期，即出现颜面部、颈、躯干等肢芽的初步体形变化，胚胎内部形成肌组织，消化管雏形和心脏外形已建立，三个脑泡分化形成。分经养胎说认为，妊娠二月主要由少阳胆经滋养胎儿，春木当令，肝木之气易亢易动，若升发太过，则随冲脉之气上逆，木旺乘土，胃失和降而呕恶。因此，妊娠恶阻是妊娠早期最常见的证候，即恶心呕吐，头晕厌食，或食入即吐者，轻者即"早孕反应"不属病态。

　　"男子勿劳，百节皆痛，是为胎始结"，避免因房劳而造成肾气亏耗，冲任受损，胎元不固。"无食辛臊，居必静处"，饮食要清淡，不吃刺激性大的食物，忌辛辣和腥味重的食物，如姜、蒜、辣椒、胡椒等要节食或不食，多吃五谷杂粮、有机水果和蔬菜。孕妇要避免受惊、心情平和，所住环境要安静，不要长期处在嘈杂的环境中，不可听摇滚等震耳的音乐，会影响到胎儿。

现代研究证明，优良的环境能保持孕妇心身健康，有利于胎儿正常发育。妊娠早期，胚胎正处发育阶段，许多药物对孕妇来说是安全的，却可对胎儿产生毒性作用。医学研究表明，中药中的牵牛、巴豆、蛤蚧、斑蝥、皂角等，都有导致畸胎的可能，应严格禁止服用。

"足少阳脉养，不可针灸其经（如窍阴、丘墟、阳辅、绝骨、外丘、阳陵泉等穴是也）。足少阳内属于胆，主精，二月之时，儿精成于胞里，当慎护惊动也"，妊娠二月时，不要针灸窍阴、丘墟、阳辅、绝骨、外丘、阳陵泉等，足少阳为胆经，遇到胎动不安或伤风，可取艾叶 10 克、鸡蛋 2 个一起煮食。也可多吃些富含锌、维生素、蛋白质的食物，如黄瓜炒猪肝、白菜鸡丝、肉丝豆腐、清汤鲫鱼、西红柿炒鸡蛋、花生炖猪蹄等。

第三节 三月

送给准妈准爸的备孕手册

妊娠三月，名始胎。当此之时，未有定仪，见物而化。欲生男者，操弓矢；欲生女者，弄珠玑。欲子美好，数视璧玉；欲子贤良，端坐清虚，是谓外象而内感者也。

妊娠三月，手心主脉养，不可针灸其经（如中冲、劳宫、大陵、内关、间使、郄门、曲泽等穴是也）。

手心主内属于心，无悲哀、思虑、惊动。

中医学认为，孕妇所视所闻不同，可影响胎儿形体和品德。谓妊娠三月，胎元始成，未有定仪，当是之时，"见物而化"可决贵贱。谓当见"君公大人，毋使（见）朱（侏）儒，不观木（沐）侯（猴）"，见君公大人则子富貌扬，观猕猴侏儒则贫贱矮小。显然，此说无可置信，但孕妇多与德高、博学、貌伟之人接近和言谈，其子可能好学、聪慧、健康而漂亮，反之则粗鲁、愚钝、多病而丑陋却不无道理。

母体的精神心理变化，能直接影响胎儿的生长发育及生后小儿性格特征的形成。孙思邈云"凡受胎三月，逐物变化，察质未定"，应该"弹琴瑟，调心神，和情志，节嗜欲，庶事清净"，经过"胎教"方能"生子皆良长寿"。西医学研究表明，妊娠 10 周起，胎儿便有触觉，孕妇要注意自身克制，不无故生事，不看易引起激动的书画与影视。宜多听优美乐曲，多到风景优美地方游览，以陶冶情感。通过孕妇观看、接触不同人和物，以内化、内感、内教胎儿，给孕妇创造良好环境，改善孕妇的精神状态，以提高胎儿素质。胎儿的天性"未有定仪，见物而变"就是中医里讲的"外象内感"的胎教好时期，其实际上是一种信息的内传作用：胎儿在母体内的发育阶段，能接受从母体神经反射传递而来的信息影响，胎儿脑细胞的功能要接受母体神经、信息的调节和训练，自三月开始，胎儿发育速度加快，出现胎毛、长出指甲，可辨性别。孕妇处于恶劣环境，受不良精神刺激，会导致胎儿发育不全、畸形甚至早产。

三月宜养心，风光美乐怡。孕期调养方法由于胎儿的逐月发育不同，孕妇需要各种调养以促进胎儿的正常生长。精神行为调养即重视孕妇的精神修养和言行举止对胎儿的影响，亦谓之胎教。女性月经、妊娠、分娩、哺乳都以血为用，故有女子以血为本之说。特别是妊娠后，胞中胎儿全赖阴血而养，产后乳汁的分泌也为阴血所化。心主血脉，推动血液在经脉内正常运行，才能使精血"上行则为乳，下行则为经"。可见，主全身血脉的心对女性孕育作用尤其重要。因此王叔和的《脉经》有云："手太阳、少阴不养者，下主月水，上为乳汁，活儿养母。"心为君主之官，五脏六腑之大主，亦不可独主一时，而是与其相表里的手太阳小肠经一起，无所专养又无所不养。

妊娠三月时，手心主脉养，不要针灸少阴心经循行穴位，如中冲、劳宫、大陵、内关、间使、郄门、曲泽等穴。手心主内属于心。毋悲哀思虑惊动。按照五行相生规律，孕三月应以心火经脉养胎，因心为一身之主，不可独主一时，故以手厥阴心包经代之。胎儿已成人形，主要靠少阴心经滋养。多吃红色食物，如红枣、枸杞、西红柿（补血、补铁、入心、滋养）等，多食五谷杂粮，少食多餐、补充水分。可食土豆烧牛肉、胡萝卜、菠菜、牛奶、虾、青鱼、豆腐等。

第四节 四月

妊娠四月，始受水精，以成血脉。食宜稻粳，羹宜鱼雁，是谓盛血气，以通耳目，而行经络。

妊娠四月，手少阳脉养，不可针灸其经（如关冲、阳池、内关、三阳、天井、曲垣等穴是也）。

手少阳内输三焦。四月之时，儿六腑顺成，当静形体，和心志，节饮食。

中医学说认为妊娠四月之时，血脉受水精而成，血脉流通是胎儿定形的标志，各组织脏器的生成有赖于血脉滋养，可以说血脉是生命之源。现代生殖学说认为胎儿在 16 周时头皮已长出头发、手指长出指纹、颜面已初具人形，从外生殖器可确认胎儿性别，皮肤菲薄呈深红色、无皮下脂肪，骨骼肌发育、呼吸肌已开始运动，产妇自觉有胎动。此时主要由手少阳三焦经滋养胎儿，李东垣认为，"三焦元气为父之气散也，包络相从母也，并行而不相离，母之元气也，故俱会于胸中。经云：膻中之分，父母居之，气之海也，如天地之尊，不系五形"。《医学发明·三焦统论》说："手少阳脉通于膻中。膻中者，臣使之官，为气之海。"此言三焦与心包络相表里，父为阳，母为阴，即三焦主阳元气、心包络主阴元气，此阴阳二元气会合于膻中气海，故乃以心包络命门为主。

"食宜稻粳，羹宜鱼雁，是谓盛血气，以通耳目，而行经络"，为保证血脉通顺，好供养五脏六腑，多吃根茎类食物，如山药、南瓜、胡萝卜等，可疏通经络、增强血气、清理肠胃，喝清淡的鸡汤鱼汤可明目、清血。

妊娠四月时，不可针灸手少阳三焦所循经脉，如关冲、阳池、内关、三阳、天井、曲垣等穴。"儿六腑顺成，当静形体，和心志，节饮食"，早睡早起，生活有规律。平时可饮菊花茶，饮食上多食河鲜和野禽，如虾、蟹、蚌及鸡、鸭等，也可取苎麻根 30 克煎汤代茶饮，有助防治胎动不安、小便不利、习惯性流产等病症。此外，多食牡蛎粥、芝麻粥等，有助增加胎儿智商。

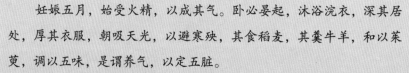

第五节 五月

妊娠五月，始受火精，以成其气。卧必晏起，沐浴浣衣，深其居处，厚其衣服，朝吸天光，以避寒殃，其食稻麦，其羹牛羊，和以茱萸，调以五味，是谓养气，以定五脏。

妊娠五月，足太阴脉养，不可针灸其经（如隐白、大都、公孙、商丘、三阴交、漏谷、阴陵泉等穴是也）。

足太阴内输于脾。五月之时，儿四肢皆成，无大饥，无甚饱，无食干燥，无自灸热，无太劳倦。

送给准妈准爸的备孕手册

中医学认为妊娠五月"始受火精，以成其气"，说明胎儿到养气时期"卧必晏起，沐浴浣衣，深其居处，厚其衣服，朝吸天光，以避寒殃"，即要格外注意寒气的影响，日出以后再起床、洗澡洗衣服也要遮风防寒，避免让寒气损伤心气。

现代生殖学认为，此时的胎儿胎毛遍布全身，头部出现毛发、皮层角化、胎动明显且可听到胎音，开始出现吞咽和排尿行为。"其食稻麦，其羹牛羊，和以茱萸，调以五味，是谓养气，以定五脏。妊娠五月，足太阴脉养，不可针灸其经"，多吃天然的黄色食物，如南瓜、黄豆、玉米，肉类等，可补气血、增加体力，牛奶和豆类对胎儿骨骼、毛发、牙齿的生长发育有利。除注意饮食外，孕妈要早睡早起、保证睡眠质量，不要过于劳累、适当地晒晒太阳。

妊娠早期，胎儿的发育以组织器官的分化形成为主，妊娠中期胎儿则开始"长个儿"。"儿四肢皆成，故足太阴养之"，在妊娠五月时，主要为足太阴脾经滋养胎儿，脾属土，有长养、化育的特性，脾胃为气血生化之源，脾在体和肉，主四肢，胎儿躯体四肢生长速度增快。妊娠后肢体面目发生肿胀者称为"子肿"，子肿多发生在妊娠中晚期，是由于妊娠中期以后，胎体渐长，阻碍气机升降，气不行水，气滞水停，或脾肾阳虚不能运化水湿而发生该病。"足太阴脉养，不可针灸其经"，即不可针灸足太阴脾经所循穴位，如隐白、大都、公孙、商丘、三阴交、漏谷、阴陵泉等穴。"足太阴内输于脾。五月之时，儿四肢皆成，无大饥，无甚饱，无食干燥，无自炙热，无太劳倦"，即妊娠中后期由于早孕反应的结束和胎儿的迅速生长发育，孕妇胃口比较好，如果此时食无度，就会导致体重增加过快，容易导致胎儿的肥大和难产。

另外，就孕妇体质而言，阴血聚冲任以养胎，常易出现阴血亏虚而阳气旺盛，孕妇喜食生冷，但如果贪寒喜凉，就会导致脾胃运化功能失常。调脾胃，讲究荤素。妊娠五月胎儿需大量营养，如孕妇供应不足，可致胎儿先天不足，也可使孕妇贫血、骨质疏松，甚至导致早产、死胎。因此，每天应保证主食400～500克，肉100克，鸡蛋1～2个，牛奶、豆浆适量，多食新鲜蔬菜、水果，以摄足必需的多种维生素和矿物质，不可偏食，防止食糖、脂肪过量，因营养过剩而危及母体。

第六节 六月

送给准妈准爸的备孕手册

妊娠六月，始受金精，以成其筋。身欲微劳，无得静处，出游于野，数观走犬，及视走马，食宜鸷鸟、猛兽之肉，是谓变腠理纫筋，以养其力，以坚背膂。

妊娠六月，足阳明脉养，不可针灸其经（如厉兑、丰隆、阴市、上下廉、三里等穴是也）。

足阳明内属于胃，主其口目。六月之时，儿口目皆成，调五味，食甘美，无大饱。

中医学认为，妊娠六月正是胎儿增长力气、长筋骨的时候。现代生殖学认为，妊娠24周的胎儿，皮下脂肪开始沉淀，眉毛和睫毛长出、身体瘦弱、肤色暗红、有皱纹，肺部进入发育期。"身欲微劳，无得静处，出游于野，数观走犬，及视走马，食宜鸷鸟、猛兽之肉，是谓变腠理纫筋，以养其力，以坚背膂"。此时孕妇在不疲劳的前提下可去动物园游玩，观赏动物野兽，有助于胎儿强壮体魄、坚实肌肉。

本月主要靠足阳明胃经滋养，多吃肉类、动物肝脏、含高钙的豆类和牛奶，少食多餐、每天到户外适当运动，胎儿会更强壮。"足阳明脉养，不可针灸其经"，即此月不可针灸足阳明所循经脉如厉兑、丰隆、阴市、上下廉、三里等穴。"六月之时，儿口目皆成，调五味，食甘美，无大饱"。妊娠六月胎儿发育快，孕妇衣服宜宽松，以利血液循环。孕妇可与胎儿"对话"或吟诵高雅诗词，欣赏山水，以调摄良好情绪。饮食上应注意补充叶酸，食用动物肝、肾、牛肉、绿叶蔬菜，以促进红细胞再生，防治恶性贫血、腹泻等病症。也可常食用猪肝片、陈皮丝炒海虾米、海带、虫草炖鸭子等味道鲜美的菜肴。

第七节 七月

妊娠七月，始受木精，以成其骨，劳身摇肢，无使定止，动作屈伸，以运血气。居处必燥，饮食避寒，常食稻粳，以密腠理，是谓养骨而坚齿。

妊娠七月，手太阴脉养，不可针灸其经（如少商、鱼际、列缺、尺泽、天府等穴是也）。

手太阴内属于肺，主皮毛。七月之时，儿皮毛已成，无大言，无号哭，无薄衣，无洗浴，无寒饮。

中医学认为，妊娠七月是胎儿骨骼发育的关键时期，孕妇要多做摇摆四肢和伸展的动作。现代生殖学认为，妊娠七月时，胎儿皮下缺少脂肪、皮肤皱纹显著，眼睑张开，神经系统中呼吸、吞咽、体温调节中枢已完备。处于胎儿皮毛和大脑发育的时期，但此时肺泡Ⅱ型细胞产生的表面活性物质较少，此时出生易患特发性呼吸窘迫综合征。"妊娠七月，手太阴脉养，不可针灸其经"，肺主气司、呼吸，主皮毛相合。手太阴肺经滋养，使胎儿骨节伸展活跃。"始受木精，以成其骨"，多吃白色食物，如山药、银耳、豆腐等，以及滋阴补气、入肺的食物，如坚果和海鲜。"居处必燥，饮食避寒"，居住的环境要避开燥热、不吃性寒的食物，多食米饭"是谓养骨而坚齿"。

此月针灸应避开手太阴肺经所循经脉，如少商、鱼际、列缺、尺泽、天府等穴。"劳身摇肢，无使定止，动作屈伸，以运血气"，孕妈可进行适当的体育活动，适当做些孕期瑜伽、活动下肢体关节，使经脉通畅，以利于气血运行。注意保暖、预防受凉，管理好情绪、忌生气难过。为防止胎儿过大而影响分娩，此时孕母也不宜恣意妄食，而需合理饮食、适当锻炼，这也与金性收敛相应。

安胎从肺治考，很多人针对女性问题往往会与心、肝、脾肾直接挂钩，却唯独对肺避而不谈。然而，肺气对女性亦甚为重要。妊娠七月要注意保暖，避免风寒感冒，以防殃及胎儿。医家认为，可食用黄芪煮鸡、砂仁煮鲫鱼、葱烤鲫鱼、豆腐鲫鱼等。此外，日常饮食可烧鱼块、蛋蒸肉、红烧海参、干菜烧肉、鱼香肉丝、猪肝菜心汤等。若不慎感冒，可用豆豉10克、葱4根煮汤饮服。胎动过频，取南瓜蒂10枚，煎汤代茶饮。

第八节 八月

妊娠八月，始生土精，以成肤革。和心静息，无使气极，是谓密腠理，而光泽颜色。

妊娠八月，手阳明脉养，不可针灸其经（如商阳、二间、合谷、上下廉、三里、曲池、肩井、肩髃等穴是也）。

手阳明内属于大肠，主九窍。八月之时，儿九窍皆成。无食燥物，无辄失食，无忍大起。

中医学认为，怀孕8个月时，胎儿的耳、眼、口、鼻等孔窍均已成形，皮肤柔韧度发育良好，皮下脂肪丰满，即"妊娠八月，始生土精，以成肤革"。现代生殖学认为，32周胎儿毳毛脱落，长出指甲，睾丸下降至阴囊，各组织器官进一步发育，此时出生注意护理即可存活。"和心静息，无使气极，是谓密腠理，而光泽颜色"，此时要保持平和心态，不要生气，不得劳累方能使胎儿皮肤细腻光洁。"妊娠八月，手阳明脉养，不可针灸其经"，在此月份要避开手阳明大肠所循经脉的穴位，如商阳、二间、合谷、上下廉、三里、曲池、肩井等穴。"八月之时，儿九窍皆成。无食燥物，无辄失食，无忍大起"，孕八月属于妊娠后期，若孕妇较胖、胎儿发育较大应适当限制饮食，以免给分娩造成困难。若孕妇体质较差，胎儿发育不足，则应按时吃饭，加强营养，不吃肥腻、上火的食物，夜间应有充足的睡眠。多吃果蔬、五谷杂粮、肉类，对胎儿五官九窍发育好。

第九节 九月

妊娠九月，始受石精，以成皮毛，六腑百节，莫不毕备，饮醴食甘，缓带自持而待之，是谓养毛发、致才力。

妊娠九月，足少阴脉养，不可针灸其经（如涌泉、然谷、太溪、交信、筑宾、复溜等穴是也）。

足少阴内属于肾，肾主续缕，九月之时，儿脉续缕皆成，无处湿冷，无著灸衣。

中医学认为，"始受石精，以成皮毛，六腑百节，莫不毕备"，此时胎儿的五脏六腑和四肢百骸均已发育成熟。现代生殖学认为，36周胎儿面部褶皱消失，胸部、乳房凸起，睾丸位于阴囊，指（趾）甲已长齐。出生后可正常啼哭和吮吸，此为"成熟儿"，出生后基本存活。"饮醴食甘，缓带自持而待之"，孕妇饮食上应荤素搭配，少吃或者不吃辛辣食物从而调养宝宝的毛发。"无著灸衣"即讲究卫生，衣着宽大清洁，衣带不宜束紧，以免影响胎儿发育。"足少阴内属于肾，肾主续缕"，即足少阴肾经滋养胎儿，胎儿头发迅速生长，需补肾。多吃黑色食物，如葡萄、黑芝麻、蓝莓、木耳等，多食预防便秘并含多种维生素的蔬菜，如南瓜、海带、地瓜等。

肾藏精，司生殖，与生殖器官的发育密切相关。此时，胎儿逐渐下行而入盆，与水性润下相吻合，胎儿大脑是从妊娠的18周开始很快发育到妊娠的最后3个月发育更快。母体能提供足够的优质蛋白质，可促使胎儿脑细胞的繁殖与发育。优质蛋白质来源于肉、鸡、鱼、乳、蛋、黄豆、花生等食品，宜混合食用，提高蛋白质的生物学效价。营养学家认为，每100克鱼肉可供每日需要蛋白质量的25%，且热量仅100千卡。所以，妊娠后期宜多食鱼，如清炖鲜鱼、清蒸鳗鱼、红烧带鱼、鲤鱼等，也可食用鱼肉馄饨、鱼丸等。

第十节 十月

> 妊娠十月，五脏俱备，六腑齐通，纳天地气于丹田，故使关节、人神皆备，但俟时而生。

中医学认为，妊娠十月时"五脏俱备，六腑齐通"，孩子已经具备了降生的条件，可以顺其自然生产。现代生殖学认为，足月胎儿体型丰满，头发长且胎毛大部分脱落，鼻和耳软骨发育完善，头骨骨化，上肢长于下肢。

本月主要由足太阳膀胱经滋养胎儿，十月宜顺气，洁身护乳房。妊娠十月要为胎儿娩出做准备。饮食上宜增加铁质，可选食含铁丰富的动物肝、肾、血、乌鱼、虾子、芝麻酱、淡菜、黄花菜、桂圆、红枣、花生衣等食物，并配用顺气宽胀的陈皮、金橘等食品，使胎儿易于娩出。

要注重饮食，每天保持运动量，不要居住在潮湿的地方，也不要吃羊肉、鹅肉等发物。孕妈临产，身边不可离开人，必须要有家人或朋友陪同。整个过程虽然艰辛不易，但顺利诞下宝宝，晋升为妈妈，开始人生新阶段，是一件幸福又美好的事情。

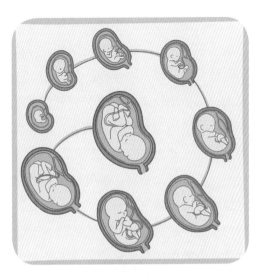

妊娠十月

第十一节 逐月养胎法饮食要点

饮食逐月养胎内容所倡导的饮食养胎要点是：妊娠早期孕妇饮食应以清淡为主，忌食腥臊辛热之品，妊娠中、后期的饮食应营养丰富、全面充足，尤其要注意动物性食物的摄入，但又不可饱甚。如此逐月饮食养胎法，无论从传统的饮食养生观出发，还是从现代营养学考究，都符合孕妇生理变化和胎儿生长发育的营养需要。

按中医对孕妇生理变化的认识，孕妇早期，由于怀孕之后阴血下聚胞宫养胎，肝气偏旺于上，易于横逆犯胃，以致胃气失于和降，出现了食欲不振、消化不良、恶心呕吐、厌食偏食等妊娠反应。此时，只有饮食清淡，方可养胃，若给予厚味腥臊之物，则徒使恶阻加重。或是食用辛热之品，更加耗伤阴血、亢旺肝气，加重消化道症状。所以，孕初强调孕妇应食"酸美"之物，这也是大多孕妇喜食之味，而酸味可敛肝气、养阴血，于初孕妇女是有益的。现代保健医学认为，妊娠早期由于孕激素水平的突然增高，消化系统功能发生故障，胃酸分泌减少，胃肠蠕动迟缓，张力下降，消化能力降低。所以，饮食应选用清淡、无刺激、易消化的食物。假如进食高蛋白、高脂肪之类的食物，不但不能消化吸收，反而会加重消化道的反应。另外，妊娠早期的胎儿生长发育缓慢，几乎不需要特别增加孕妇饮食营养，故现代营养学也是主张孕妇饮食以清淡为宜。但在妊娠中晚期，胎儿形体已成，生长发育迅速，营养需求量大，同时，随着时间推移，胎儿脑细胞数目的增殖和脑细胞个体的增大特别迅速，超过机体其他任何组织。因此，要求孕妇食用高蛋白、高营养价值的动物性食物。譬如，约占脑组织重量60%的脂肪成分，就是由来于动物性食物中的长碳链多不饱和脂肪酸提供营养而形成的，缺少了这种营养素，胎儿脑组织的生长发育就必然要受到影响，而且这种影响是终

送给准妈准爸的备孕手册

生的，以后的营养再充分也不能弥补妊娠中后期的这一损害。所以，饮食养胎法强调妊娠中后期饮食应甘美。当然，同时也强调了"无甚饱"，即营养不可过量的保健观念。否则，不仅会造成胎儿肥大难产，也会影响胎儿大脑，从而影响胎儿脑组织的健康生长发育。

马教授有话说：寒凉食物对胎儿的影响

1. 蟹爪

螃蟹属于寒凉食物，又有活血化瘀的功效。蟹爪味咸、性寒，能破血、消积、堕胎，常用于治疗产后腹痛、癥瘕、难产等，因其活血作用较强，因此孕妇要禁食或慎食。螃蟹营养成分虽高，但容易有病原菌和寄生虫，这些主要存在于未煮熟或者非正常死亡的螃蟹中。目前关于孕妇能不能吃螃蟹，还没有定论。

2. 马齿苋

马齿苋味酸、性寒，有清热利湿、凉血解毒的作用。现代药理学研究证实，马齿苋新鲜植物和提取液都有兴奋子宫的作用，不可大量食用，有先兆流产倾向者，应避免食用。

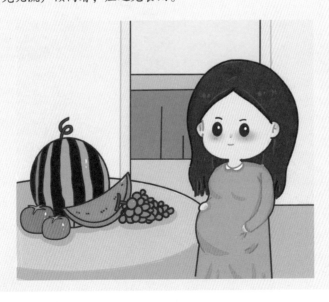

3. 薏苡仁

薏苡仁味甘、淡，性凉，归脾、肺、肾经，有健脾、利湿、清热、排脓的作用。现代药理学研究证实，薏苡仁中所含的薏米油对离体家兔、豚鼠子宫呈兴奋作用，还可以降低横纹肌收缩，故孕期应谨慎食用。

4. 甲鱼

甲鱼壳味咸，性寒，有较强的祛瘀消肿、软坚散瘀功效，可能引起胎动不安，有一定导致流产的隐患，孕妇应注意避免食用。甲鱼肉味甘，性平，有滋阴凉血、补肾功效，但脾胃阳虚的孕妇要忌口。

5. 芦荟

芦荟是泻下药的一种，味苦，性寒，归肝、胃、大肠经。能泻下通便、清肝泻火、杀虫疗癣。孕妇使用芦荟时要慎重，如需要外敷，应谨防发生过敏反应。

以上药食同用之品列举有限，但基本可以看出，无论是有寒凉、清热，还是有滑利、泻下、活血之类效用，孕妇都要谨慎对待，避免食用后影响母儿健康。

葡萄胎和葡萄有啥关系？

子宫

第七章

不良妊娠

　　正常妊娠时，胚胎必须着床在子宫腔的适当部位，并在宫腔内继续生长发育，至足月时临产并分娩。对于不良妊娠进行一定的学习认识是很重要的，尤其是对曾经有过不良妊娠史的妇女及高龄产妇，能起到"未病先防"的作用。

第一节 生化妊娠

女性一生除了正常的孕育，很可能还有很多自己都不知道的怀孕经历，也许在你没来得及反应过来的时候，它已经悄悄地走了。一提到生化妊娠，很多备孕女性就十分紧张，事实上有数据表明，在人类全部妊娠中，约75%是以自然流产而告终，大部分胚胎在着床以后很快停止发育，仅表现为排卵期出血或月经后期，而这些就是我们那些不曾知道的怀孕经历。

实际上，大部分受精卵都能够到达子宫，但其中约40%的受精卵无法成功着床，能够着床的部分，有60%在着床后12天内死去，最终成功着床并发育，也仍有20%可能会在怀孕3个月内流产。

生化妊娠是指发生在妊娠5周内的早期流产，血中可检测到HCG升高，大于25mIU/mL或者尿妊娠试验阳性，但超声检查看不到孕囊。卵子与精子相遇并结合，但没有回到子宫或者是回到子宫却没有着床，又被称为"亚临床流产"。

怀孕5周内的这种自然流产，因为出血时间与月经来潮时间相差不大，所以经常被误认为是月经，如果没有做HCG监测，女性自己根本就不知道自己已经有过怀孕的经历了。

一般情况下，生化妊娠发生的主要原因有：①遗传因素或受精卵本身有缺陷，胚胎染色体异常可能是导致生化妊娠的主要原因。②内分泌因素。如卵巢黄体功能不好，孕激素分泌不足，子宫内膜发育异常，会影响着床。还有如多囊卵巢综合征、高泌乳素血症、甲状腺疾病等也会有影响。③子宫因素。子宫发育不良、黏膜下肌瘤、子宫内膜异位症、内膜息肉、宫腔粘连等。④免疫方面的因素。如人类白细胞抗原、滋养层细胞抗原、血型抗原、抗磷脂抗体、抗核抗体、抗甲状腺抗体、抗精子抗体、封闭抗体缺乏、自身免疫疾病等。⑤感染因素。如支原体、衣原体、细菌、病毒、原虫等感染。⑥外界因素影响。包括吸烟（含二手烟）、饮酒、接触化学性毒物、情绪异常激动等。这些原因引起的流产，可以说是一种遵循自然界优胜劣汰的法则所进行的自然筛选，这种筛选是有利于人类繁衍强盛的一种自主性保护措施。

对于备孕已久的女性来说，生化妊娠的确很可惜，但从某种意义上来讲，这未必不是好事，发育不良的胚胎自然流产，可以减少胎儿出现缺陷，属于一种优胜劣汰的自然选择。有些备孕女性认为好不容易怀上了，怎么能说流就流呢？就盲目地极力地进行保胎，从优生角度而言，这种做法并不可取，可能会导致畸形儿或智力障碍儿的出生率增加。

对于那些渴望孩子的夫妇，应如何避免生化妊娠，让胎儿健康安全的发育呢？主要有以下方面：①发生流产后半年内避孕，待半年后再怀孕，实际上这也根据不同情况而有所不同。②做遗传学检查，夫妇双方染色体检查。③血型鉴定，包括 Rh 血型鉴定。④针对黄体功能不全治疗，药物使用时间要超过上次流产的妊娠期限。⑤甲状腺功能低下，先治疗，待甲状腺功能恢复正常后再怀孕，孕期也要继续服药。⑥男方要做生殖系统的检查。⑦避免接触有毒物质和放射物质。⑧注意休息，避免房事，情绪稳定，生活规律。

第二节 自然流产

自然流产是指妊娠不足 28 周，胎儿体重不足 1 千克终止妊娠者，大概占流产人群的 15%。自然流产大多发生在 20～22 周，发生在妊娠 12 周前者，称为早期流产；发生在 12 周或之后者，称为晚期流产。按照自然流产发展的不同阶段，可分为以下 4 种类型。

一　先兆流产

先兆流产指妊娠 28 周前先出现阴道少量出血，常为暗红色或血性白带，无组织物排出，随后出现阵发性下腹痛或腰背痛。妇科检查宫颈口未开，胎膜未破，子宫大小与停经周数相符。经休息及治疗后症状消失，可继续妊娠，若阴道出血量增多或下腹痛加剧，可发展为难免流产。

二　难免流产

难免流产指流产不可避免。在先兆流产的基础上，阴道流血量增多，阵发性下腹痛加剧，或出现阴道流液（胎膜破裂）。妇科检查宫颈口已开，有时可见胚胎组织或胎囊堵塞于宫颈口，子宫大小与停经周数基本相同或略小。

三　不全流产

不全流产由难免流产进一步发展，部分妊娠物排出宫腔，还有部分残留于宫腔内或堵塞于宫颈口，影响子宫收缩，导致大量出血，甚至发生休克。妇科检查见宫颈口已扩张，有妊娠物堵塞及持续性出血，子宫小于停经周数。

四 完全流产

完全流产指妊娠物已全部排出，阴道出血逐渐停止，腹痛逐渐消失。妇科检查宫颈口已关闭，子宫接近正常大小。

此外，还有 3 种特殊情况，包括稽留流产、复发性流产、流产合并感染。目前，复发性流产在临床上的发生率明显增加，是指 2 次或 2 次以上连续妊娠丢失，且每次流产后带来的影响会降低下一次再怀孕的机会。一个不育的患者有可能在反复流产后变成不孕不育患者，应引起高度重视。

在妇产科中自然流产是一种非常常见的现象，让很多盼子心切的家庭感到非常痛苦、惋惜、遗憾。特别是一些高龄夫妇及其家人，更是感到茫然、失望、紧张。

目前的研究表明导致自然流产的病因是很复杂的，当发生自然流产的时候，应该尽快去医院检查引起流产的原因。在怀孕前进行孕检、医学咨询和优生优育指导的夫妇并不多。因此，常常在发生自然流产时手忙脚乱、六神无主，进行一些没有必要甚至有害无益的治疗。不仅浪费了钱财，还伤害了孕妇的身体。

我们需要正视的事实是，流产不可怕，关键是找病因。在现实生活中，不少孕妇对自然流产的原因不甚了解或根本不了解，不管是什么原因引起的流产，均一概要求医生全力保胎，有的甚至不惜服用各种保胎药物，也有孕妇服用一些从社会上找来的毫无科学依据的民间偏方，结果当然是事与愿违。这些做法，显然是错误的，不可取的。从医学的角度考虑，由受精卵的基因缺损、胚胎畸形或发育不良引起的自然流产大约占 2/3 左右，这些异常的胚胎往往在妊娠 12 周以内自行夭折，这种情况无论如何保胎往往无济于事，即使竭尽全力维持到足月生产，胎儿也常常是伴有先天性疾病或患有严重畸形。这样的婴儿不仅会给家庭带来无限的忧愁与负担，也会给社会造成巨大的负担与不幸。

当出现自然流产的时候，切不可盲目行事，也切不可一味坚持自己没有科学依据的意见与做法强行保胎，如果胚胎停育后不及时正确处理，导致宫腔感染等意外，会影响再次妊娠。

第三节 异位妊娠

异位妊娠，是指受精卵在子宫体腔以外着床，俗称宫外孕。异位妊娠是妇产科常见急症，也是妊娠早期孕妇死亡的首要原因，在我国其发生率为 6%。根据受精卵在子宫腔外种植部位不同可分为输卵管妊娠、卵巢妊娠、腹腔妊娠、阔韧带妊娠、宫颈妊娠。输卵管妊娠占异位妊娠95% 左右，其中壶腹部最为常见，约占 75%。此外，由剖宫产导致的瘢痕妊娠在临床上明显增多，应引起有过剖宫产史再次妊娠妇女的高度重视。

一 危险因素

流产史。

盆腔感染、性传播性盆腔炎性疾病是引起异位妊娠的主要原因之一。

盆腔手术史，尤其是直接涉及输卵管的手术，是异位妊娠的重要危险因素。

辅助生殖技术，据统计其异位妊娠发生率为 2% ～ 5%，明显高于自然受孕者。

吸烟，吸烟者异位妊娠发生率是不吸烟人群的 1.6 ～ 3.5 倍。

其他因素。包括既往异位妊娠史、年龄和宫内节育器等。

二 诊断

病史及临床表现：典型的"三联症状"——腹痛、停经及妊娠试验阳性，伴或不伴阴道流血，部分患者可有肩痛，甚至失血性休克等间接表现。宫颈举痛是异位妊娠最常见体征。

激素分析：β-HCG（人绒毛膜促性腺激素 β 亚单位）是反映妊娠的良好指标，妊娠早期血清 β-HCG 水平约每 2 天增长 1 倍，8 ~ 10 周达峰，持续约 10 天后迅速下降，而异位妊娠患者血清 β-HCG 水平常低于孕龄，且多不具备早期增倍模式。而异位妊娠患者血清孕酮水平过低已早被公认。

三 预防

临床上经常碰到这样的患者，因为害怕再次异位妊娠，持续避孕多年，陷入一个怪圈：想怀孕—怕宫外孕—持续避孕。在这过程中，患者竭尽全力治疗炎症，多方求治，使用中西医外加偏方、秘方，耗损大量精力和财力，最重要的是错过了最佳的生育年龄。可以说，迄今为止，尚无一种 100% 有效的方法能预防宫外孕，最好的方法是结扎输卵管，但对于有生育要求的患者，这显然是不可行的。

异位妊娠虽然没有万无一失的预防方法，但可以做到早期发现早期治疗，也就是说，既然不能防患于未然，那就争取把异位妊娠消灭在萌芽之中。害怕不能解决问题，持续避孕更是一种消极的态度。所以，在发生异位妊娠时，应积极治疗，消除炎症。在医生指导下解除避孕措施，正常同房半年至一年，若不孕则进行输卵管检查，根据结果决定下一步助孕方法。

经过数十年的努力，异位妊娠的诊断和治疗取得了较大进步，目前治疗包括药物治疗和手术治疗，手术治疗分为保守性和根治性手术。保

送给准妈准爸的备孕手册

守性手术为保留患侧输卵管，根治性手术为切除患侧输卵管。应根据其适应证，在专业医生的指导下进行严格治疗。对于每一位有过异位妊娠病史的备孕女性来说，再次异位妊娠的风险是存在的。在积极备孕的过程中，预知风险，理智面对才是上上策。

第四节 胚胎停育

胚胎停育是妇产科的一种常见疾病，临床表现主要是停经、妊娠反应消失、阴道流血，B超检查为主要的检查手段，通常表现为：妊娠囊形态不规则，其内无胚芽或有胚芽无胎心搏动，或表现为胚芽枯萎，临床属于流产或死胎的范畴。造成胚胎停育的原因很多。每个孕妇的胎儿停止发育的具体原因不一定是一样的。

一　常见原因

（一）胚胎本身的因素

主要为染色体异常，这种情况属于自然淘汰，即"适者生存，劣者淘汰"。

（二）胎盘发育不良

胎儿在母体内生长发育，主要通过胎盘将母体的营养物质和氧输送给胎儿，如果胎盘发育不良或出现疾病，胎儿将因得不到营养物质和氧而停止生长。

（三）母体因素

①孕妇患有如下的全身性疾病，如严重的糖尿病、高血压、心脏病、病毒性肝炎、重度贫血、慢性肾炎，或者严重的营养不良，特别是维生素缺乏，以及汞、铅、酒精中毒等致胚胎发育异常。②孕妇感染了风疹病毒、巨细胞病毒、单纯疱疹病毒、弓形虫等，可导致孕早期流产。③生殖器官疾病，如子宫畸形、子宫肌瘤或宫腔粘连等，子宫的内环境和子宫整体的环境都有可能对胚胎有影响。④母体免疫系统异常。胚胎

或胎儿与母体间存在复杂而特殊的免疫学关系，这种关系使胚胎或胎儿在母体里不被排斥。因为妊娠宫内的胚胎或胎儿实属同种异体移植，胎儿是父母的遗传物质的结合体，和母体不可能完全相同。母 – 胎之间的免疫不适应可引起母体对胎儿的排斥而阻止胚胎的发育，即"免疫排斥"。⑤生殖内分泌因素。胚胎着床及继续发育依赖于内分泌系统的彼此协调，如果母体自身的激素水平不足，就满足不了胚胎发育的需要，就有可能造成胚胎的停育和流产。⑥外界不良因素。如外伤、过度疲劳、精神刺激、服用了影响胚胎发育的药物、接触了有毒化学物质、劣质装修材料、受到放射线或大量电磁辐射的照射等，还有吸烟、酗酒、咖啡、毒品等均影响早期胚胎发育。

二、诊断

患者有停经史，孕早期早孕反应突然停止，无论有无见红，都应行 B 超检查，了解胚胎、胎儿的发育情况，如果胚胎、胎儿发育异常，血 β–HCG 测定，孕周 $\geq$ 5 周、血 β–HCG < 100IU/L；孕周 $\geq$ 6 周、血 β–HCG < 2000IU/L，提示绒毛膜促性腺激素分泌不足，动态观察其值，不再上升者则可判定为胚胎停育。在妊娠早期发生阴道少量出血时，希望了解胚胎发育是否正常，超声检查是首选的方法，可对妊娠囊大小、形态、有无胚芽及胎心搏动等进行观察、估计妊娠的预后，并能提示胚胎死亡时间。

三、相关措施

对于计划怀孕的妇女，虽然没有办法完全避免胎死腹中的情形发生，但是可以借医患双方的努力，将胎死腹中的概率降到最低。可以通过以下几个方面进行预防：

（一）提前补充叶酸

根据大规模的医学研究，从孕前 3 个月到怀孕后的前 3 个月，每天补充 0.4 毫克的叶酸，可以使胎儿神经管缺陷（包括无脑症、脑膨出和脊柱裂）的概率降低 40% ～ 80%。

（二）治疗母体的疾病

许多母体的慢性疾病，会增加胎死腹中的风险，所以在怀孕之前，应该先治愈后再怀孕。

（三）避免接触环境中的有毒有害物质

（四）调整作息

许多研究发现，过重的工作压力、长期睡眠不足都会增加早产、流产、死产以及胎儿生长迟缓的机会，所以孕妇应该调整作息，劳逸结合，保证充足的睡眠。

（五）按时产检

可以及早发现问题并且及时处理，不但可以减少胎死腹中的机会，也能确保母体的安全。

（六）重视产前教育

产前教育可以提供资讯，让孕妇了解怀孕的生理变化以及注意事项。

（七）注意避免流行疾病

（八）节制同房

在妊娠早期的 3 个月应禁止同房。

（九）产前诊断

防止染色体异常，特别是 35 岁以上的孕妇们。

第五节 葡萄胎

葡萄胎是一种异常的人类妊娠，因妊娠后胎盘绒毛滋养层细胞增生、间质水肿，而形成大小不一的水泡，水泡间结蒂相连成串，形如葡萄，也称水泡状胎块。葡萄胎是一种良性滋养细胞肿瘤，病变特点是完全局限于子宫，水泡状组织不侵入肌壁，也不出现其他器官的转移，因此又称良性葡萄胎。可分为完全性葡萄胎和部分性葡萄胎。

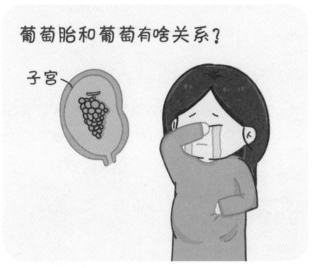

葡萄胎

一 发病相关因素

（一）种族因素

葡萄胎多见于亚洲各国，尤其是东南亚国家，我国流行病学调查发现，每 1290 次妊娠会发生一次葡萄胎，壮族和蒙古族葡萄胎的发生率高于汉族。

165

（二）营养因素

有研究表明，如果食物烹调不当，丢失大量的蛋白质和维生素 A，以及饮食缺乏胡萝卜素和动物脂肪摄入，都将导致葡萄胎发生率增加。

（三）感染因素

有人曾在葡萄胎组织中分离出一种"亲病毒基因"，但其与葡萄胎是否有因果关系尚不十分清楚。

送给准妈准爸的备孕手册

（四）内分泌失调

有人认为葡萄胎的发生与卵巢功能衰退有关，所以葡萄胎多见于 40 岁以上的女性，有研究表明，在怀孕早期切除卵巢，可以使胎盘发生水泡样变，因而认为雌激素缺乏可能是诱发葡萄胎的因素之一。

（五）高龄

女性年龄大于 35 岁之后，妊娠后葡萄胎的发生率将成倍增加，大于 35 岁和 40 岁的女性妊娠时葡萄胎的发生率，分别是年轻女性的 2 倍和 7.5 倍。

二 葡萄胎症状

（一）停经后阴道流血

这是葡萄胎最常见的症状。常在停经 8 ～ 12 周开始出现不规则阴道流血，量多少不定，当葡萄胎组织自行排出前将发生大出血，严重时可危及生命。

（二）子宫异常增大、变软

由于葡萄胎的迅速增长以及宫腔内出血，常使子宫迅速增大，子宫大于正常妊娠相应停经月份。

（三）下腹痛

因葡萄胎快速增长，子宫迅速扩张所致，出现阵发性下腹痛，一般不剧烈，可忍受。

（四）妊娠呕吐

由于滋养细胞过度增生产生大量的人绒毛膜促性腺激素（HCG），使得葡萄胎患者的呕吐较正常妊娠出现早、症状重，且持续时间长。

（五）妊娠高血压综合征

少数患者可在妊娠 24 周前出现高血压、水肿和蛋白尿，严重者发生抽搐、昏迷和心力衰竭。

（六）卵巢黄素化囊肿

由于葡萄胎患者产生大量的人绒毛膜促性腺激素（HCG），刺激卵巢发生多房性囊肿改变。这种囊肿多在葡萄胎排出后 1～3 个月自然消失，有时需要 6 个月，消失后对卵巢功能无影响。

（七）甲状腺功能亢进症状

少数患者出现轻度的甲状腺功能亢进表现，如心动过速、皮肤潮湿和震颤。因而，一旦停经后出现上述症状应及时就医，并进行人绒毛膜促性腺激素（HCG）测定和 B 超检查，即可确诊。

三 诊断

（一）停经史和上述主要临床症状及体征

（二）超声检查

B 超是诊断葡萄胎的一项可靠和敏感的辅助检查。完全性葡萄胎的典型超声图像为子宫大于相应孕周，无妊娠囊或胎心搏动，宫腔内充满不均质密集状或条状回声，呈"落雪状"，水泡较大时呈"蜂窝状"，部分性葡萄胎可在胎盘部位出现局灶性水泡状胎块引起的超声图像改变，有时可见胎儿或羊膜腔，胎儿通常畸形。

（三）人绒毛膜促性腺激素（HCG）测定

血清 HCG 测定是葡萄胎诊断的另一项重要指标。葡萄胎血清 HCG 值常明显高于正常孕周的相应值，而且在停经 8～10 周后继续持续上升。

四 治疗和随访

（一）清宫

葡萄胎一旦确诊，应立即清宫，组织送检病理。

（二）卵巢黄素化囊肿

一般不需要处理，在葡萄胎清宫后会自行消退。

（三）定期随访

①定期复查血 HCG，葡萄胎清宫后每周复查 1 次，直至连续 3 次阴性，以后每个月 1 次，共查 6 个月，然后再每 2 月 1 次，共查 6 个月，自第 1 次阴性后共计 1 年。②随访期间应采取可靠避孕 1 年，HCG 下降快者转阴后 6 个月可以妊娠，下降缓慢者应延长避孕时间。